中国医学临床百家

马全福 / 著

精索静脉曲张与男性不育症
马全福 2020 观点

科学技术文献出版社
SCIENTIFIC AND TECHNICAL DOCUMENTATION PRESS
·北京·

图书在版编目（CIP）数据

精索静脉曲张与男性不育症马全福2020观点 / 马全福著. —北京：科学技术文献出版社，
2020. 6（2021. 10重印）

ISBN 978-7-5189-6515-1

Ⅰ.①精… Ⅱ.①马… Ⅲ.①精索静脉曲张—诊疗②男性不育—诊疗 Ⅳ.① R697② R698

中国版本图书馆 CIP 数据核字（2020）第 040210 号

精索静脉曲张与男性不育症马全福2020观点

策划编辑：陈 安 责任编辑：彭 玉 陈 安 责任校对：张吲哚 责任出版：张志平

出 版 者	科学技术文献出版社	
地 址	北京市复兴路15号 邮编 100038	
编 务 部	（010）58882938，58882087（传真）	
发 行 部	（010）58882868，58882870（传真）	
邮 购 部	（010）58882873	
官 方 网 址	www.stdp.com.cn	
发 行 者	科学技术文献出版社发行 全国各地新华书店经销	
印 刷 者	北京虎彩文化传播有限公司	
版 次	2020 年 6 月第 1 版 2021 年 10 月第 3 次印刷	
开 本	710×1000 1/16	
字 数	94千	
印 张	11.5	
书 号	ISBN 978-7-5189-6515-1	
定 价	98.00元	

序
Preface

韩启德

　　欧洲文艺复兴后，以维萨利发表《人体构造》为标志，现代医学不断发展，特别是从19世纪末开始，随着科学技术成果大量应用于医学，现代医学发展日新月异，发生了根本性的变化。

　　在过去的一个世纪里，我国现代化进程加快，现代医学也急起直追。但由于启程晚，经济社会发展落后，在相当长的时期里，我国的现代医学远远落后于发达国家。记得20世纪50年代，我虽然生活在上海这个最发达的城市里，但是母亲做子宫切除术还要到全市最高级的医院才能完成；我患猩红热继发严重风湿性心包炎，只在最严重昏迷时用过一点青霉素。20 世纪 60—70 年代，我从上海第一医学院毕业后到陕西农村基层工作，在很多时候还只能靠"一根针，一把草"治病。但是改革开放仅仅 30 多年，我国现代医学的发展水平已经接近发达国家。可以说，世界上所有先进的诊疗方法，中国的医生都能做，有的还做得更好。更为可喜的是，近年来我国医学界开始取得越来越多的原创性成果，在某些点上已经处于世界领先地位。中国医生已经不再盲从发达国家的疾病诊疗指南，而能根据我们自己的经验和发现，根据我国自己的实际情况制定临床标准和规范。我们越来越有自己的东西了。

要把我们"自己的东西"扩展开来，要获得越来越多"自己的东西"，就必须加强学术交流。我们一直非常重视与国外的学术交流，第一时间掌握国外学术动向，越来越多地参与国际学术会议，有了"自己的东西"也总是要在国外著名刊物去发表。但与此同时，我们更需要重视国内的学术交流，第一时间把自己的创新成果和可贵的经验传播给国内同行，不仅为加强学术互动，促进学术发展，更为学术成果的推广和应用，推动我国医学事业发展。

我国医学发展很不平衡，经济发达地区与落后地区之间差别巨大，先进医疗技术往往只有在大城市、大医院才能开展。在这种情况下，更需要采取有效方式，把现代医学的最新进展以及我国自己的研究成果和先进经验广泛传播开去。

基于以上考虑，科学技术文献出版社精心策划出版《中国医学临床百家》丛书。每本书涵盖一种或一类疾病，由该疾病领域领军专家撰写，重点介绍学术发展历史和最新研究进展，并提供具体临床实践指导。临床疾病上千种，丛书拟以每年百种以上规模持续出版，高时效性地整体展示我国临床研究和实践的最高水平，不能不说是一个重大和艰难的任务。

我浏览了丛书中已经完稿的几本书，感觉都写得很好，既全面阐述了有关疾病的基本知识及其来龙去脉，又介绍了疾病的最新进展，包括笔者本人及其团队的创新性观点和临床经验，学风严谨，内容深入浅出。相信每一本都保持这样质量的书定会受到医学界的欢迎，成为我国又一项成功的优秀出版工程。

《中国医学临床百家》丛书出版工程的启动，是我国现代医学百年进步的标志，也必将对我国临床医学发展起到积极的推动作用。衷心希望《中国医学临床百家》丛书的出版取得圆满成功！

　　是为序。

作者简介
Author introduction

马全福，毕业于首都医科大学临床医学系，硕士学位，主任医师，教授，硕士研究生导师，文职二级，技术四级。从事泌尿外科和男科专业工作40年，侧重泌尿外科疑难疾病、男科疾病诊治，在肾移植及男科学方面有一定知名度。任解放军总医院第三医学中心（原武警总医院）南楼三科主任，医疗技术专家委员会委员。享受国务院政府特殊津贴和军队优秀专业技术人才津贴。

曾任国际亚健康协会生殖医学专业委员会主任委员，全国门急诊管理专业委员会秘书长，武警部队门诊管理专业委员会主任委员，全军科技干部考核命题委员会委员，武警部队专业技术职称评审委员会委员，中华医学会、北京医学会、武警部队医疗事故技术鉴定分会委员会专家，武警部队评残专家委员会主任委员。中华宋庆龄国际基金会专家委员会委员、国际抗衰老医学研究会委员、中华医学会科学普及分会指导委员会专家等职务。兼任《美国世界医院管理与临床杂志》副主编，《中国微创外科杂志》《临床泌尿外科杂志》《武警医学》《中华保健医学杂志》《中华临床医生杂志（电子版）》《医学参考报》《中华灾害救援医学杂志》编委。

主编作品 11 部，其中《外生殖器疾病诊治图解》《前列腺增生与慢性前列腺炎》《前列腺疾病 99 个不易》《性病自我防治》《中老年性保健与健康长寿》《前列腺疾病防治专家谈》《现代医院门诊管理》《前列腺炎马全福 2019 观点》《良性前列腺增生马全福 2019 观点》《前列腺癌马全福 2020 观点》等著作有一定学术价值。参编作品 12 部。发表医学文章 200 篇。获省部级科技进步奖 21 项，其中一等奖 1 项、二等奖 7 项。获国家专利 4 项。被武警总部表彰为十大科技支边先进个人、尊干爱兵先进个人、优秀党务工作者。2003 年被北京市表彰为抗击"非典"先进个人，荣立三等功 2 次。被武警总医院表彰为优秀党务工作者、科技先进工作者、"白求恩"杯先进个人等，被授予杰出贡献奖。

前 言
Foreword

医学发展的历史是人类与疾病做斗争的历史，医学模式随着医学的发展而产生和进步。从近代医学诞生到 20 世纪 70 年代，生物医学占主要地位，此后生物－心理－社会医学模式产生并得到广泛认同和实践，成为现代医学的主流模式。保健医学与临床医学、预防医学和康复医学的服务特点进入相互结合的时代。人们的自我保健意识明显增强。

近 10 年来，由于信息网络化水平迅猛发展，医学新理论、新知识、新技术、新方法的更新周期迅速缩短。随着基因、蛋白、代谢组学、精准医学等学科和相关设备的发展，免疫、内分泌、靶向、基因、微创治疗等项目的开展，精索静脉曲张诊断和治疗难点逐渐被攻克。精索静脉曲张的手术可通过显微外科技术和腹腔镜下机器人协助来完成，开创了精索静脉曲张手术的新时代。

精索静脉曲张是男性青少年的常见病，是引起男性不育的常见原因之一。其发病率：10 ~ 18 岁为 16.2%，18 ~ 24 岁为 9.5%。精索静脉曲张可以引起睾丸缩小和不育，对男性健康的损害日益严重，在原发性不育症中占 21% ~ 42%。精索静脉曲张出现睾丸功能损害者占 34.4% ~ 81.2%。这个问题早就引起了医学界关注，并涌现了大量相关研究。

Barrel 等早在 1885 年就报道了行精索静脉曲张术的患者精子质量得到改善，且使其妻子怀孕的病例。但是，长期以来人们并未十分重视精索静脉曲张的危害，多数患者是在健康体检或阴囊内疼痛症状比较严重就诊时被诊断。至今没有一本系统的有关精索静脉曲张与男性不育的教材，科普文章也很少。精索静脉曲张患者及其家属更是顾虑重重，难以得到疾病准确的信息。由于精索静脉曲张发病机理尚未完全被阐明，医生想要完全解决患者所关注的问题存在一定的困难。

睾丸静脉与精索静脉是一回事，过去都习惯称为"精索静脉"。1985 年，中国解剖学会根据国际解剖学会通过的解剖学名词，将"精索静脉"确定为"睾丸静脉"。由于临床上习惯用"精索静脉"一词，所以在泌尿外科学界与有关杂志上，这两个词均可使用。但不是指阴囊内的静脉为睾丸静脉，而是指入腹股沟管或参与精索构成的静脉为精索静脉。

精索静脉曲张可以引起男性不育症，肾脏肿瘤、腹腔及腹膜后肿瘤可以引起精索静脉曲张。肾脏肿瘤和腹膜后肿瘤的发病率为每年 13.7/10 万。在鉴别诊断方面，泌尿外科医生非常关注精索静脉曲张与癌症的相关性。Elmer 等报道，4060 例临床诊断精索静脉曲张患者中，左侧曲张 3258 例（80.25%），右侧曲张 337 例（8.3%），双侧曲张 465 例（11.45%）。这些患者诊断精索静脉曲张后 1 年内发生癌症者左侧曲张 53 例

（1.63%），右侧曲张 9 例（2.67%），双侧曲张 10 例（2.15%）。研究显示，右侧精索静脉曲张患者的年龄比左侧和双侧患者平均大 10 岁左右，但是伴随癌症的发病率无统计学意义。右侧精索静脉曲张患者的体质量指数高于左侧和双侧精索静脉曲张患者。

近来研究显示，精索静脉曲张与前列腺炎在盆腔静脉瘀血、免疫反应、氧化应激的病因学等方面均存在一定相关性。但是缺乏前瞻性的研究以证实两者在发病率方面的相关性。Lotti 等报道 20.1% 精索静脉曲张患者合并慢性前列腺炎。Pavone 等对 2554 例门诊患者进行回顾性研究，发现慢性前列腺炎患者中精索静脉曲张的发病率为 14.69%，明显高于对照组的 5.08%。国内学者报道，慢性前列腺炎同时患有精索静脉曲张的发病率为 35% ~ 60%。

影像学研究支持盆腔静脉疾病一体化的概念。Kazama 等对 380 例不育男性经直肠超声发现，42.9% 的慢性前列腺炎患者和 42.7% 的精索静脉曲张患者表现为前列腺静脉扩张。Sakamot 等通过超声检测前列腺静脉丛血流指标，发现双侧精索静脉曲张患者的指标较单侧精索静脉曲张患者高，而单侧精索静脉曲张患者的指标比没有精索静脉曲张者高。推测精索静脉曲张与前列腺静脉丛存在相关性。精索静脉曲张的基本病变为精索静脉瓣膜缺乏或关闭不全所造成的血液逆流。既往研究显示，精索静脉回流受阻，精索静脉内压力增高是精索静脉曲张发病的重要因素。

我在国内较早地开展了阴囊超声诊断亚临床精索静脉曲张及其病理学研究，首先将精索静脉直径大于 3 mm 确定为精索静脉曲张的临床诊断参考标准。在开展显微外科手术治疗精索静脉曲张等方面处于领先水平。率先开展了腹腔镜二孔法行双侧精索静脉曲张手术。根据对精索静脉曲张的有关研究及临床经验，重点参考了近 3 年来国内外文献发表的关于精索静脉曲张和男性不育症的新理论、新知识，以及临床治疗方面的新技术、新方法等，本着"预防为主，早期诊断，正确治疗"的原则，从有关精索静脉曲张的局部解剖及显微外科解剖开始，较为详细地论述了精索静脉曲张的基础与临床研究进展，重点介绍了精索静脉曲张和男性不育症的流行病学与病因学、诊断与所面临的困难、预防及治疗进展、精索静脉曲张与其他疾病的相关性等。

男科作为研究男性生殖功能与功能障碍的一门学科已经得到了长足的发展。男科从业人员的专业结构十分复杂，分别来自于泌尿外科、中医科、内分泌科、精神心理科、皮肤科、整形外科和急诊科等。因此，对精索静脉曲张的理解和认识亦有不同。本书避开繁琐的传统著书模式，采用标题即为观点的鲜明格式，内容丰富，深入浅出，可读性强，方便读者查阅；重点突出对新知识的理解及临床观点，以期加强学术交流，推动本专业医学的发展与进步。

在人类发展的历史中，一个人对某种疾病的认识极其有限。每一本书都是在前辈们研究的基础上，通过自己的临床实践和认识去补充或证明。所谓"观点"只是作者根据自己的临床经验对某种疾病的新信息、新技术、新观点进行整合、分析与解读，并非前沿知识的综述与讲座。书的意义和生命因为读者而变得丰富多彩。愿此书对泌尿外科医生、男科医生、基层医务人员、医学生、患者及家属有所裨益。

唯限于作者水平，对新知识的理解和应用难免存在不全面和疏漏，文中不妥之处望各位读者批评指正，不吝赐教！

马全福

目 录

Contents

精索的显微外科应用解剖学 / 001

1. 睾丸静脉与精索静脉是一回事 / 001

2. 睾丸静脉与大隐静脉属支的显微外科应用解剖 / 007

3. 睾丸静脉与腹壁下静脉的显微外科应用解剖 / 011

4. 男性腹股沟管是精索静脉显微外科手术的重要部位 / 013

5. 睾丸静脉行程中吻合支与复发性精索静脉曲张有关 / 016

6. 显微镜下精索静脉曲张手术的解剖结构特点 / 020

精索静脉曲张的基础研究进展 / 025

7. 精索静脉曲张的发病率与预防 / 025

8. 精索静脉曲张尚无明确的单一致病因素 / 028

9. 精索静脉曲张的合并症 / 030

10. 精索静脉曲张与慢性前列腺炎具有解剖学的相关性 / 031

11. 精索静脉曲张对睾丸的损害及动物实验分析 / 034

12. 精索静脉曲张的病理生理改变 / 038

13. 精索静脉曲张的图像分析 / 041

精索静脉曲张与男性不育症流行病学及病因学 / 045

14. 精索静脉曲张与男性不育症的发病率 / 045

15. 睾丸温度增高影响生精过程发生 / 047

16. 血管活性物质的毒性作用极大地影响了睾丸的生精功能 / 050

17. 免疫调节障碍干扰精子的正常发育和形成 / 052

18. 精细胞凋亡异常是精索静脉曲张不育最重要的原因 / 053

19. 精索静脉曲张不育与多种基因表达异常有关 / 056

20. 传统医学对精索静脉曲张症不育病因的认识 / 058

21. 精索静脉曲张伴肥胖者患少精子症的比例是正常人群的 3.5 倍 / 061

精索静脉曲张的诊断与所面临的困难 / 063

22. 精索静脉曲张的症状与体征 / 063

23. 传统的精索静脉曲张临床分级 / 065

24. 阴囊超声诊断精索静脉曲张还没有统一的标准 / 067

25. 精索静脉造影诊断临床上不典型的精索静脉曲张 / 076

26. 精液检查在精索静脉曲张诊断中的意义 / 078

27. 加强对强直性脊柱炎伴随精索静脉曲张的认识 / 084

胡桃夹综合征的研究进展 / 088

28. 胡桃夹综合征的概念 / 088

29. 胡桃夹综合征病理机制 / 089

30. 胡桃夹综合征是重度和（或）继发性精索静脉曲张的常见原因 / 090

31. 胡桃夹综合征的临床表现与诊断 / 091

32. 胡桃夹综合征的影像学检查 / 093

33. 胡桃夹综合征的治疗原则 / 096

精索静脉曲张的治疗进展 / 098

34. 精索静脉曲张手术治疗的原理与概况 / 098

35. 精索静脉曲张手术治疗的适应证与禁忌证 / 099

36. 显微精索静脉结扎术是治疗精索静脉曲张的首选方法 / 103

37. 腹腔镜技术治疗精索静脉曲张的应用与创新 / 112

38. 机器人辅助精索静脉曲张结扎术 / 124

39. 机器人辅助显微精索去神经术 / 126

40. 传统的精索静脉结扎术 / 127

41. 精索静脉介入栓塞术 / 135

42. 精索静脉结扎加分流术 / 138

43. 精索静脉曲张不同术式疗效比较 / 141

44. 精索静脉曲张手术后复发的判定及处理 / 144

45. 精索静脉曲张的药物治疗 / 147

46. 中西医结合治疗精索静脉曲张合并不育症效果理想 / 149

参考文献 / 153

出版者后记 / 165

精索的显微外科应用解剖学

1. 睾丸静脉与精索静脉是一回事

精索（funiculus spermaticus）外科解剖学包括精索内容物（动脉、静脉和淋巴管、神经、鞘韧带、输精管）和精索的被膜。左侧和右侧精索是一对柔软圆索状结构，主要由进出睾丸的血管（精索内动脉、静脉和蔓状静脉丛）、淋巴管、神经、输精管及腹膜鞘突的残余部分所组成，包以被膜（图1，图2）。

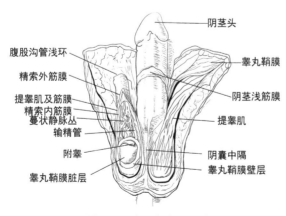

图 1　阴囊、睾丸和精索

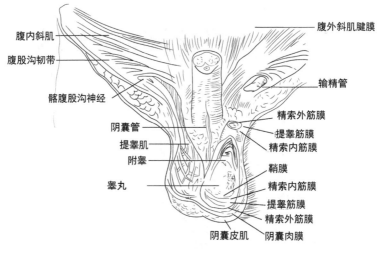

图 2 精索和睾丸的被膜

精索始于腹股沟管内环（腹环），经腹股沟管出外环（皮下环），入阴囊终于睾丸上端。精索全长 11 ~ 15 cm，直径约 0.5 cm，容易摸到。此段上部位于长收肌起始腱的前方，浅层有阴部外浅动脉，深部有阴部外深动脉越过。精索出腹股沟管内环后，有来自腹横筋膜的精索内筋膜覆盖，在腹内斜肌及腹横肌弓状缘以下有提睾肌，当通过外环时又有来自腹外斜肌腱膜的精索外筋膜参加。

（1）精索内容物

精索内容物包括动脉、静脉、淋巴管、神经、鞘韧带和输精管。

①动脉：精索中央有睾丸动脉，为腹主动脉的分支，经过精索内下行营养睾丸及附睾。输精管动脉，为髂内动脉前干的分

支，主要布于输精管。

②静脉：精索内静脉为下腔静脉的脏支之一，在男性起源于睾丸的多数小静脉，故又称为睾丸静脉（图3）。a. 睾丸静脉位于精索的最前部。睾丸静脉在睾丸系膜缘的上端穿出睾丸白膜，睾丸的血液经睾丸静脉回流。b. 附睾及输精管的血液经输精管静脉回流。c. 睾丸鞘膜的血液通过提睾肌静脉回流。这三条睾丸静脉共同组成蔓状静脉丛（pelxus pampiniformis），构成精索的大部分（图4，图5），上行经过腹股沟管，在该管的内环处汇合成1～2支（称为精索内静脉），进入腹膜后，缠绕精索内动脉，沿腰大肌前面上升，最后合为一支与同名动脉分离。右侧精索内静脉平第二腰椎以锐角注入下腔静脉，左侧精索内静脉以直角注入左肾静脉。精索内静脉在行程中，收集输尿管、腹膜及肾脂肪囊等处发出的小静脉内的血液。

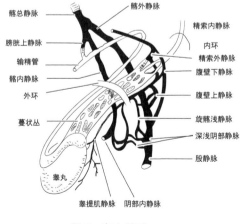

图3 睾丸静脉

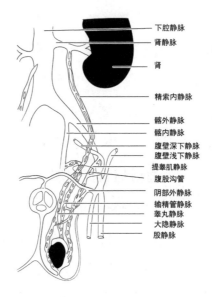

下腔静脉
肾静脉
肾
精索内静脉
髂外静脉
髂内静脉
腹壁深下静脉
腹壁浅下静脉
提睾肌静脉
腹股沟管
阴部外静脉
输精管静脉
睾丸静脉
大隐静脉
股静脉

图 4　三条睾丸静脉的回流途径

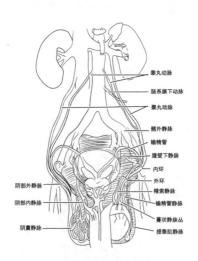

睾丸动脉
肠系膜下动脉
睾丸动脉
髂外静脉
输精管
腹壁下静脉
内环
外环
阴部外静脉　　精索静脉
阴部内静脉　　输精管静脉
　　　　　　　蔓状静脉丛
阴囊静脉　　　提睾肌静脉

图 5　睾丸外静脉回流

　　睾丸静脉与精索静脉是一回事，过去都习惯称为精索静脉。

1985 年，中国解剖学会根据国际解剖学会通过的解剖学名词，将精索静脉确定为睾丸静脉。目前，由于临床上习惯用精索静脉一词，所以在泌尿外科及有关杂志上，这两个词均可使用。但不是指阴囊内的静脉为睾丸静脉，而是指入腹股沟管或参与精索构成的静脉为精索静脉。

精索静脉行程较长，而且左右注入的角度不同，左侧是以直角汇入肾静脉，血液回流较右侧迟缓，因此左侧阴囊内蔓状静脉丛的静脉曲张多于右侧。临床上精索静脉曲张的发病率左侧较右侧高。

③淋巴管：淋巴管的起源及各段分布如下所述。睾丸曲细精管周围淋巴毛细管网和睾丸白膜淋巴毛细管网是精索内淋巴管的起源。在睾丸与附睾之间形成淋巴管丛，经过再次合并，形成睾丸输出淋巴管，这簇淋巴管数有 3～11 条之多。睾丸输出淋巴管依其存在的部位分成 4 段：a. 阴囊段：在睾丸门淋巴管丛形成输出淋巴管，数量较多，成人可达 11 条。行于输精管周围，与精索静脉伴行，被精索筋膜包裹。成人淋巴管的外径 0.2～0.3 mm 者较多，最粗的淋巴管外径可达 1.5 mm。b. 精索段：淋巴管外径 0.2～0.7 mm，成人以 0.4～0.5 mm 者为多，最粗的可达 1.5 mm。一般 3～7 条淋巴管伴行于静脉周围，位于提睾肌及其筋膜之内。c. 腹股沟管段：淋巴管包在精索内筋膜鞘内共 5～7 条，淋巴管外径 0.2～0.7 mm 不等。d. 腹段：精索淋巴管入盆腔后逐渐合并，终成 3～4 条淋巴管。淋巴管直径以 0.3～0.7 mm 的较多。淋

巴管入腹腔后，循腰大肌外缘上升，在输尿管与下腔静脉之间，在肾静脉之下，注入区域淋巴结。右侧精索淋巴管注入下腔静脉主动脉旁淋巴结、主动脉前淋巴结及腔静脉旁淋巴结（腰淋巴结链）；左侧精索淋巴管注入主动脉前和主动脉旁淋巴结。

在大骨盆上口的边缘，有一短的精索内淋巴管与髂外淋巴结内侧组淋巴结相连。精索内淋巴管与盆腔段输精管淋巴管有联系。

精索内淋巴管经过腹股沟管腹环（内环）处，有细的淋巴管与腹壁下淋巴结相连。精索内淋巴管借助腰淋巴结与肾淋巴管发生联系。精索内淋巴管走行伴随精索内静脉，入腹段后稍有离散，行于腹膜之后。精索内静脉可以分成4段，即阴囊段、精索段、腹股沟管段和腹段；在行程中类似精索内淋巴管，有许多吻合支相连。

④神经：有生殖股神经生殖支和睾丸神经丛。睾丸神经丛来源于肾丛及腹主动脉丛的小支，沿睾丸动脉下降进入睾丸。至输精管及附睾的神经为来自上腹下丛及盆丛的神经纤维，有时因手术不慎结扎神经后，可以引起睾丸等相应部位的疼痛。

⑤鞘韧带：鞘韧带为腹膜鞘突的残留物。睾丸在胚胎6个月时已降至腹股沟管上口。第7个月开始，睾丸沿腹股沟管下降，到第8个月时降入阴囊。此时，腹膜腔与鞘突的通路即行封闭。

⑥输精管：输精管位于精索最后部。医生在查体时，可用

拇指和食指对向触摸，有硬索样感觉。手术中尤其注意勿损伤输精管及其动脉，若手术中对输精管反复挤压，使局部组织反应加强，术后有时可造成精索水肿。

（2）精索的被膜

精索的被膜在腹股沟管外环（皮下环）以下，由外向内，有提睾肌膜（精索外筋膜）、提睾肌及睾丸精索鞘膜（精索内筋膜）。在行精索静脉结扎术时，于外环口以上部位剪开精索被膜。

2. 睾丸静脉与大隐静脉属支的显微外科应用解剖

随着显微外科技术应用的进展，1983 年江鱼报道了采用睾丸静脉与大隐静脉分流术治疗精索静脉曲张症，后来不少学者报道应用不同的大隐静脉属支行精索静脉分流术。1985 年孟宪玉等对 80 例成年男性的睾丸静脉和大隐静脉上段的属支做了观测，根据应用解剖学，提出经腹股沟手术途径，采用显微外科技术对精索静脉曲张患者行睾丸静脉与大隐静脉属支吻合术加精索静脉结扎术。

（1）睾丸静脉

睾丸静脉于腹股沟管下段有 3～11 支不等，其中多数为 4～8 支，占 70.8%±6.6%；于腹股沟管中段有 2～9 支，其中多数为 3～6 支，占 84.0%±5.2%；在腹股沟管上段有 2～8 支，其中多数为 3～5 支，占 73.4%±5.0%。其静脉的长度和外径见表 1。

表1　睾丸静脉在腹股沟管上段的长度和外径

数量（支）	支数百分比（%）	长度（mm）	外径 最小值～最大值（mm）
3	12.9	46.5	0.1 ～ 2.1
4	3.2	60.0	1.5 ～ 3.5
5	35.5	47.2	0.7 ～ 3.1
6	12.9	43.8	1.0 ～ 3.1
7	25.8	48.5	0.4 ～ 4.2
8	9.9	49.3	0.7 ～ 3.3

　　根据丁自海和马全福观察测量，睾丸静脉在精索内多次分支、吻合，因此在不同的部位静脉支数和外径有较大变化。在阴囊根部至腹股沟管外环段，睾丸静脉有10（6 ～ 14）条，外径1.0（0.5 ～ 1.2）mm，在腹股沟段睾丸静脉有5（3 ～ 8）条，外径1.5（0.8 ～ 1.8）mm。

　　部分睾丸静脉属小静脉。一般称为小静脉的是指血管直径在0.2 ～ 1.0 mm的静脉。小静脉在结构上与伴行的小动脉相似。但一般有以下区别：①小静脉弹性纤维较少，内外弹性膜不发达或缺如，三层界限不明显；②小静脉中膜比较薄，平滑肌细胞比较少，但有较多的胶原纤维，并具有成纤维细胞；③小静脉外膜的厚度与中膜相当或稍薄一些（中静脉以上的外膜比中膜厚）。

一般小静脉的中膜具有 2 ～ 4 层环列的平滑肌，在肌纤维间有较丰富的含纵向走行的弹性纤维网的疏松结缔组织。管径在 0.3 mm 以下的小静脉几乎没有内弹性膜，就是在稍大的小静脉，内弹性膜也并不完整。

小静脉的内径与外径的比值为 0.61，壁厚与外径的比值为 0.18，内膜的厚度约占壁厚的 5.2%、中膜约占 47.1%、外膜约占 47.7%；中静脉的管壁与外径的比值约为 0.10；大静脉内径与外径的比值只有 0.05。

精索的小静脉管壁较厚，肌纤维较丰富，特别是有较多的纵肌，精索静脉丛其外膜纵肌较厚，并有较多的弹力纤维。这些特点有利于精索静脉丛血液的回流。在精索静脉曲张时，这些小静脉首先发生病理改变。

（2）大隐静脉上段的部分属支

常用的睾丸静脉与大隐静脉属支吻合的静脉有旋髂浅静脉、腹壁浅静脉、阴部外浅静脉、股内侧浅静脉及股外侧浅静脉等。

①旋髂浅静脉：旋髂浅静脉起于髂前上棘附近，向内下行走，越过腹股沟韧带外侧至卵圆窝，沿途收纳下腹部外侧和腹上部外侧面的静脉血，最后注入大隐静脉，在注入前，常与邻近属支合并。旋髂浅静脉外径为 1.5 mm 时，可游离长度达 (94.7±3.9) mm；当外径为 2.0 mm 时，可游离长度达 10 ～ 121 mm；当外径为 2.1 ～ 3.0 mm 时，可游离长度达 50 ～ 60 mm。睾丸静脉与旋髂浅静脉

在腹股沟韧带上方呈 70°～90°角交叉。旋髂浅静脉 1 支者占
63.8%±5.4%，2 支者占 25.0%±4.8%，3 支者占 11.2%±1.4%。
旋髂浅静脉根部外径为（3.4±0.2）mm。

②腹壁浅静脉：腹壁浅静脉起源于脐平面的腹壁，行向
下外，越过腹股沟韧带内侧，至卵圆窝附近注入大隐静脉。
腹壁浅静脉 1～3 支不等，1 支者占 65.0%±5.3%，2 支者占
28.8%±5.1%，3 支者占 6.2%±2.7%。当腹壁浅静脉外径为
1.5 mm 时，可游离长度达（83.4±4.03）mm；当外径为 2.03 mm
时，可游离长度达（58.2±3.23）mm。手术中如腹壁浅静脉变异
或损伤可改用旋髂浅静脉与睾丸静脉吻合，回旋余地较大。

③阴部外浅静脉：阴部外浅静脉起于阴囊静脉，常接受来自
阴茎背静脉和下腹部静脉的交通支，行向外侧在卵圆窝附近注入
大隐静脉的内侧，有 1～3 支不等，其中 1 支者占 51.3%±5.6%，
2 支者占 33.8%±2.3%，3 支者占 15.0%±4.0%。当阴部外浅
静脉外径为 1.53 mm 时，可游离长度达（43.5±2.33）mm；
当外径 2.03 mm 时，可游离长度达（33.6±2.53）mm。

④股内侧浅静脉：股内侧浅静脉起于股后内侧部，行于深
筋膜深面，斜向上内行，绕股内侧缘浅出，到达股前面深筋膜浅
面，最后在卵圆窝下方单独与邻近属支合并注入大隐静脉。此
静脉多为 1 支，注入处距离腹股沟韧带中点的距离为（112.3±
4.0）mm，根部外径为（2.9±0.1）mm。当股内侧浅静脉外径为

1.5 mm 时，可游离长度达（91.2±6.9）mm；当外径为 2.0 mm 时，可游离长度达（56.0±4.3）mm。

⑤ 股外侧浅静脉：股外侧浅静脉起于膝关节之上，在浅筋膜浅层向内上行，至卵圆窝处注入大隐静脉。此静脉多为 1 支，注入处距离腹股沟韧带中点的距离为（67.6±3.4）mm，根部外径为（1.5±0.3）mm。当股外侧浅静脉外径为 1.5 mm 时，可游离长度达（164.6±11.7）mm。

大隐静脉上段各属浅支均有健全的静脉瓣，其中单瓣者占 6.5% ～ 18.8%，双瓣者占 81.3% ～ 93.5%；瓣膜的数目 1 ～ 13 个不等，在各属支开口处有较恒定的瓣膜。

3. 睾丸静脉与腹壁下静脉的显微外科应用解剖

睾丸静脉距腹环上方 4 ～ 6 cm 处有 1 ～ 3 条不等。外径 0.8 ～ 4.0 mm。王希文等报道，腹壁下静脉在 50 例标本中，47 例为 2 支，占 94%，仅 3 例为单支，占 6.0%，伴行于腹壁下动脉内外侧。2 条腹壁下静脉的内侧支较粗：内侧支长 92.0 mm，注入处外径 3.6 mm，中段外径 2.2 mm；外侧支长 87.0 mm，注入处外径 2.7 mm，中段外径 1.6 mm。

腹壁下静脉的瓣膜在观测的 34 例、65 条静脉中，36 条有静脉瓣，占 55.4%，共出现瓣膜 47 个，全部为双片型。

腹壁下静脉血流方向为腹壁下静脉→髂外静脉→髂总静脉→

下腔静脉。腹壁下静脉在腹直肌深面，位于腹壁下动脉两侧各1条（图6，图7）。

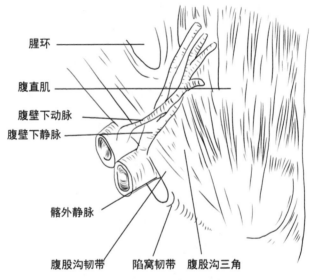

腥环
腹直肌
腹壁下动脉
腹壁下静脉

髂外静脉

腹股沟韧带　　陷窝韧带　　腹股沟三角

图 6　腹壁下静脉腹前壁内侧面观

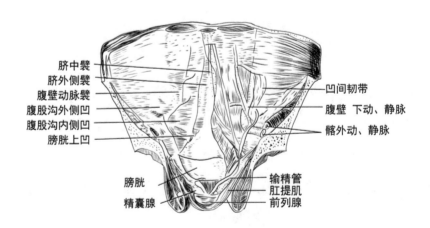

脐中襞
脐外侧襞
腹壁动脉襞
腹股沟外侧凹
腹股沟内侧凹
膀胱上凹

膀胱
精囊腺

凹间韧带
腹壁 下动、静脉
髂外动、静脉

输精管
肛提肌
前列腺

图 7　腹壁下静脉与输精管

4. 男性腹股沟管是精索静脉显微外科手术的重要部位

男性腹股沟管位于腹股沟韧带内侧畔的上方，由外上向内下斜行的肌肉筋膜裂隙构成，长 4～5 cm。男性腹股沟管内有精索通过。

腹股沟管有四个壁及内、外两个口（图 8）。腹股沟管的前壁为腹外斜肌腱膜，在外侧 1/3 处有腹内斜肌的起始部；后壁为腹横筋膜，在内侧 1/3 处有联合腱；上壁为腹内斜肌与腹横肌的弓状下缘；下壁为腹股沟韧带。内口（上外端）为腹环（内环），位于腹股沟韧带中点上方一横指处，是腹横筋膜的一个卵圆形开口，腹壁下静脉位于其内侧，其浅层有腹内斜肌斜穿过，深层为腹膜所封闭。

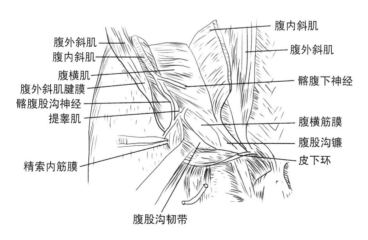

图 8　腹股沟管各壁及内容

也有学者描述腹横筋膜在腹股沟韧带中点内上方形成一潜在裂隙即为内环（腹环）。精索血管及输精管从裂隙通过，腹横筋膜包绕精索血管、输精管向阴囊方向延伸构成精索内筋膜。在内环的前下方，腹内斜肌、腹横肌下缘形成弓状缘并向下包绕精索内筋膜形成提睾肌。提睾肌主要分布在精索前方及内外两侧，在精索后方肌肉组织较少，主要为膜性组织包绕精索。将精索提起，精索后方为腹横筋膜，腹横筋膜的后方为腹膜，两层之间有少量腹膜外脂肪组织。精索内筋膜与腹横筋膜形成的角即为内环的底边，也就是腹膜及精索内筋膜的移行部。因为内环位于腹腔下部，承受的腹腔内脏压力较大，这也是腹股沟斜疝发病的因素。内环修补的原则是将两侧提睾肌间断缝合，缝合应该无张力以免影响精索静脉血液的回流。

外口（内下端）为皮下环（外环），是腹外斜肌腱膜一个三角形裂隙（图9、图10）。

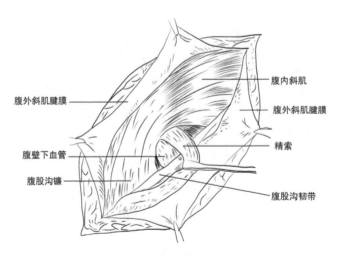

图9 男性腹股沟管

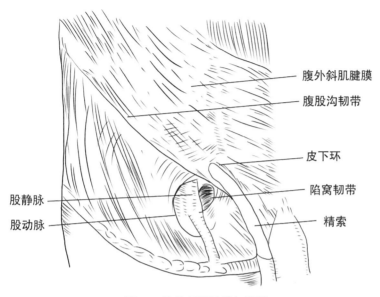

腹外斜肌腱膜

腹股沟韧带

皮下环

陷窝韧带

股静脉

股动脉

精索

图 10　腹外斜肌腱膜与精索

　　男性腹股沟管内除有精索通过外，还有髂腹股沟神经及生殖股神经的生殖支。髂腹股沟神经（nerve ilioinguinalis）在髂腹下神经（nerve iliohypo-gastricus）下方约一横指处，几乎与后者平行，进入腹股沟管则位于精索前外侧，出皮下环分布于阴囊前部的皮肤。生殖股神经（nerve genitor femoralis）的生殖支沿精索内侧穿出，经腹股沟管皮下环分布于睾提肌及阴囊内膜。精索静脉曲张手术时应注意保护髂腹股沟神经和髂腹下神经，防止损伤上述神经，以免造成上述区域的麻痹（图 11）。

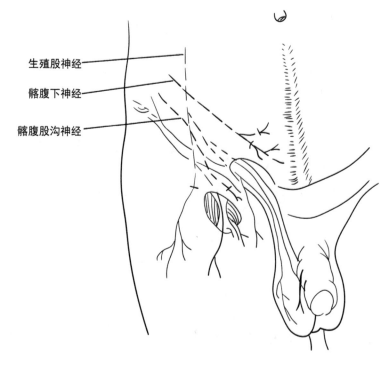

生殖股神经

髂腹下神经

髂腹股沟神经

图 11　腹股沟区神经

5. 睾丸静脉行程中吻合支与复发性精索静脉曲张有关

　　睾丸静脉可分为两组，即表浅组和深组。深组静脉系统由引流睾丸和附睾的蔓状静脉丛组成。蔓状静脉丛又可分成前、后精索静脉丛和输精管静脉丛。前精索静脉丛与精索内静脉相连续，后精索静脉丛组成精索外静脉，引流的血液入腹壁下静脉。

　　李慎勤等对 70 例精索静脉曲张患者行经皮股静脉→肾静脉

入路行左侧选择性精索静脉造影。根据 X 线片分析，精索蔓状静脉丛的最高止点，绝大多数在骶髂关节下缘以上 3 cm，有的在骶髂关节下缘以上 10 cm。这一解剖位置，相当于腹股沟管内环以上，血管粗细相差很大，细的血管手术中难以辨认，因此很容易漏扎。部分静脉在耻骨上缘以上 3 cm 处分支到盆腔静脉，有的与股静脉交通，有的与右侧阴囊静脉交通。输精管静脉伴随输精管通过腹股沟管，经膀胱静脉注入髂内静脉。

睾丸静脉的表浅静脉系统由前、后阴囊静脉组成。表浅静脉在阴囊和外环处与深静脉相交通。左侧精索静脉与左肾静脉下壁呈直角相交，右侧精索静脉与右肾静脉下方的下腔静脉前外侧壁相交。约 10% 的患者右侧精索静脉可直接进入右肾静脉。

在睾丸静脉的行程中，睾丸静脉与肾静脉、肾脂肪囊静脉、腰静脉、输尿管静脉和下腔静脉等均可能有交通支。

睾丸静脉也可通过耻骨前静脉的一支与对侧阴囊浅静脉相互交通，这充分证明了一侧精索静脉曲张可影响对侧。

Wishashi 等将 50 例男性尸体精索静脉内注入着色的低黏稠度树脂，取得静脉模型。结果在第 4 腰椎平面，精索静脉分为内支和外支。内支与输尿管支静脉及对侧静脉均有交通支的为 55%，精索静脉最终进入肾静脉或下腔静脉。外支与肾包膜静脉的吻合支为 100%，与结肠静脉吻合支为 76%，终止于肾周围脂肪中。精索静脉曲张患者的精索静脉无张力，且无泵的功能。

王炳春等认为，复发性或持续性精索静脉曲张的原因有：①漏扎精索静脉分支；②左侧髂总静脉回流延迟，即所谓"远侧胡桃钳征（distal nucracker）"；③左侧髂内静脉迂曲扩张；④与对侧迂曲增粗的髂内静脉交通；⑤与右侧隐性曲张的精索静脉交通等。

一般认为，大约60%的精索内静脉至内环处合为1支。Kaufman等发现，在骨盆平面精索静脉分叉的占41%，在腹股沟管平面分叉占16%。此外，Weibback等指出，睾丸静脉与肾被包膜及腰静脉丛等有吻合支。睾丸静脉自身的平行吻合支亦相当多见。

由于输精管静脉是髂内静脉的分支，故当左侧髂总静脉血液回流延迟时，血液可以从髂内静脉经输精管静脉流入曲张的精索静脉并向上流入左肾静脉。这不仅会影响精索静脉曲张的发病，而且是经内环以上结扎术后精索静脉曲张复发的原因之一。因此，有学者主张在腹股沟管内环平面结扎精索静脉，采用头高足低位，如见到输精管静脉曲张予以结扎是必要的。

Kaufman认为，在内环以下至阴囊平面，左右两侧精索静脉之间有许多交通支，并认为这些交通支的存在可能是某些复发性精索静脉曲张的原因。

由于髂内静脉的终末支阴部内静脉与阴囊后静脉相吻合，故当髂内静脉因本身病变而迂曲增粗时，血液可通过这些吻合支逆流入精索内静脉，亦可通过输精管静脉至睾丸静脉。

李慎勤等根据造影将精索静脉分为 3 型：

① Ⅰ 型：精索静脉自肾静脉开口至骶髂关节上缘没有分支而呈单支，占 61%；② Ⅱ 型：精索静脉到肾静脉开口以下 5 cm 以内出现分支（最多 3 条），与周围无交通支而与精索静脉平行下行者占 1.5%；③ Ⅲ 型：精索静脉自肾静脉开口以下出现分支与腰静脉或周围静脉相交通者占 15.4%。

因此认为，腹膜后静脉有广泛的交通支，腰静脉与精索静脉交通支只是其中的一部分，而且与腰静脉相通的分支开口位置，多数位于精索静脉在肾静脉开口以下 2 cm 以内。

罗鹏飞等把左侧精索静脉的 X 线解剖分成 7 个基本类型：0 型（静脉瓣正常型），占 2.7%；Ⅰ 型（普通型），占 47.9%；Ⅱ 型（腰静脉沟通型），占 15.1%；Ⅲ 型（主干分支型），占 21.9%；Ⅳ 型（肾内静脉沟通型），占 4.8%；Ⅴ 型（单纯肾内静脉逆流型），占 2.7%；Ⅵ 型（环型肾静脉型），占 4.8%。

精索内静脉造影证实，从肾节段开始精索静脉就有侧支循环。如果精索内静脉造影证实静脉瓣功能不全，必须要见到造影剂逆行性回流直达蔓状静脉丛，这样才符合精索静脉曲张的病理生理相关性，才有临床意义。

6. 显微镜下精索静脉曲张手术的解剖结构特点

精索静脉曲张是导致男性不育的常见原因之一，随着显微外科手术的进步，显微镜下精索静脉结扎术被越来越多的临床医生所采用，其中又以在腹股沟下方的位置行显微镜下精索静脉结扎术对于患者的生精功能改善最为有利。为了提高治愈率，减少手术后复发率和并发症，手术中需要彻底结扎曲张的精索内静脉（internal spermatic vein，ISV）、精索外静脉及引带静脉，并充分保护精索内动脉（internal spermatic artery，ISA）和淋巴管。

（1）精索深静脉的组成

精索深静脉丛有 3 个主要组成部分：

①前组：主要有睾丸和附睾前方的静脉相互吻合形成约 10 余条的静脉支，组成网状的蔓状静脉丛，伴随精索内动脉走行于精索内输精管的前方，其主要功能是压力缓冲和反向热交换降低精索内动脉的温度，保护睾丸免受压力和高温的伤害。

②中组：由引流附睾尾部的静脉和输精管静脉组成，引流附睾尾部的静脉汇入腹壁下静脉和髂外静脉。输精管静脉部分汇入膀胱、前列腺静脉丛到髂内静脉，部分伴随输精管静脉流入精索内静脉，汇流入肾静脉和下腔静脉。

③后组：由提睾肌静脉组成，在接近外环口处与精索分开，注入腹壁下静脉。

（2）精索静脉曲张手术与精索脉管的应用解剖

赵亮宇等探讨精索静脉曲张患者的精索脉管数目与静脉曲张相关指标的关系，为精索静脉曲张的术前评估和手术治疗提供参考。选取接受显微镜下左侧精索静脉结扎术的 156 例精索静脉曲张患者进行回顾性分析，记录静脉曲张程度和术中发现的左侧精索脉管数目，按照患者 ISA 数目把患者分为 1 条动脉组（55 例）、2 条动脉组（63 例）和多条动脉组（38 例），探讨各组精索脉管数目之间的相关性，比较各组患者精索静脉曲张程度、睾丸体积、术前精液参数、术前性激素水平，以及手术时间和住院天数等有无差异。

结果显示：精索静脉曲张患者精索内动脉数目与精索内静脉数目（$r = 0.210$，$P = 0.008$）和淋巴管数目（$r = 0.224$，$P = 0.005$）呈正相关；淋巴管数目与同侧引带静脉数目（$r = 0.172$，$P = 0.032$）和精索内静脉数目（$r = 0.296$，$P = 0.000$）呈正相关。多条动脉组的精索内静脉数目多于 1 条动脉组 [（10.58±4.28）条 vs.（8.22±3.10）条，$P = 0.003$]，且其淋巴管数目（4.11±1.90）条多于 2 条动脉组 [（3.76±1.40）条，$P = 0.020$] 和 1 条动脉组 [（3.13±1.52）条，$P = 0.007$]。

另外，Ⅱ度精索静脉曲张患者的精索内静脉数目多于Ⅲ度精索静脉曲张的患者 [（9.74±3.90）条 vs.（8.33±3.10）条，$P = 0.013$]。1 条动脉组、2 条动脉组和多条动脉组 3 组患者的静脉曲张程度，以及手术前后精液参数、性激素水平、睾丸体积、手术时间及住院天数等指标差异无统计学意义。

精索脉管之间存在数量相关性，特别是Ⅱ度精索静脉曲张并伴有多条精索内动脉的患者往往具有更多的精索内静脉和淋巴管，这类患者手术中在保护精索内动脉的同时，应更加注意将曲张的精索内静脉尽可能结扎完全并保护淋巴管，以防止术后复发及并发症。

张金可等观察原发性精索静脉曲张患者在显微镜下腹股沟外环下切口精索脉管系统的术中解剖结构特点。对158例原发性精索静脉曲张患者选择全身麻醉，在显微镜下腹股沟外环下方1 cm处行精索静脉结扎术。手术按三层法解剖结构进行操作。术中分别观察并记录提睾肌层、精索内筋膜下输精管层和精索内静脉层的动脉、静脉及淋巴管数目。

精索内静脉层：静脉为（9.7±1.6）条，动脉（1.7±0.7）条，淋巴管（4.3±0.9）条；提睾肌层：静脉（3.0±0.9）条，动脉（1.5±0.5）条，淋巴管（1.7±0.8）条；输精管层：静脉（2.0±1.0）条，动脉（1.5±0.5）条，淋巴管（2.0±0.8）条。左右两侧各层静脉、动脉、淋巴管数目没有统计学意义（$P > 0.05$）。

经腹股沟外环下切口精索脉管系统的三层解剖结构比较明确，各层的静脉、动脉与淋巴管数目具有一定特点。通过在显微镜放大作用下，可以清楚地识别并区分各层的静脉、动脉与淋巴管，能有效地避免静脉、动脉及淋巴管的误扎，为显微镜下精索静脉结扎术治疗原发性精索静脉曲张提供解剖学基础。

精索静脉曲张患者术后的复发主要是由于临床医生的技术不熟练和解剖层次不清晰等因素所致，使得精索内静脉血管被漏扎或者不能同时处理提睾肌层静脉及输精管层静脉所引起的。

国外有研究报道，显微镜手术组、传统手术组、腹腔镜手术组的术后复发率分别为 2.6%、11%、17%。国内也有同样的研究报道，显微镜手术组、传统手术组、腹腔镜手术组的术后复发率分别为 0、10% 和 6.7%。因而术中如何充分避免精索内静脉的漏扎和同时处理提睾肌静脉及输精管静脉是避免手术后复发的关键。

应用"三层法"解剖结构特点，在使用显微镜放大作用下，遵循"逐层打开，逐层处理"的原则，将提睾肌层静脉血管给予充分结扎。输精管层静脉数目超过 2 支以上的给予结扎，只保留 1 支静脉。精索内静脉层静脉血管给予丝线双重结扎并剪断，＜ 1 mm 的细小静脉给予双极电凝。

手术医生要充分掌握精索相关解剖，以往国外的研究表明，精索脉管在腹股沟管下水平处的变异较大，例如：精索内静脉数目在 0 ～ 21 条，精索外静脉在数目 0 ～ 13 条，精索内动脉数目常为 1 ～ 2 条。但是，赵亮宇等手术观察结果发现，患者的精索外静脉在 0 ～ 7 条，精索内动脉在 1 ～ 8 条。

目前显微镜下的精索静脉结扎术被认为是治疗精索静脉曲张的"金标准"，但手术后常见的并发症有睾丸萎缩（0～1.4%）、阴囊水肿（1.4%～2.8%）。精索静脉曲张术后复发率为2.6%～2.8%，复发的主要原因与精索静脉侧支漏扎有关，睾丸萎缩主要与误扎睾丸动脉导致睾丸血供不足有关，而阴囊水肿的发生主要与术中误扎或损伤淋巴管有关。

精索静脉曲张的基础研究进展

7. 精索静脉曲张的发病率与预防

（1）精索静脉曲张的发病率

精索静脉曲张指因精索内静脉瓣膜发育异常或局部解剖因素导致静脉内血液回流受阻，阴囊蔓状静脉丛静脉扩张，而导致的一系列临床症状，以左侧多见。

精索静脉曲张发病率占成年男性的 10%～15%。患者多无特异性症状，多在健康体检时发现或在患者自我体检时发现阴囊内有无痛性蚯蚓状团块血管，或因不育就诊时查出。有症状患者主要为阴囊坠胀不适感或坠痛感，可向下腹部、腹股沟区放射；久站、步行后症状可加重，平卧后缓解或消失。在一组 12 945 名男性不育患者所建立的 Androbase 数据库中，精索静脉曲张发病率为 14.8%。Noske 等曾经对德国军队中 300 万例新兵调查发现，约 17% 患有精索静脉曲张。然而，采用更严格的诊断标准对精子捐献者和临床研究志愿者检查发现精索静脉曲张发病率高达 20%。

在部队的战士，虽然入伍体检时已经剔除了一部分重度精索静脉曲张患者，但是武斌等对 1460 例健康年轻军人查体时检出精索静脉曲张 312 例，患病率为 21.4%。同时，随着入伍年龄的增加，患病率也有所增加。文晓英等对 2160 名一线作战部队官兵进行的调查结果显示军龄 ≤ 1 年组发生精索静脉曲张 166 例，发病率为 15.8%；军龄 > 1 年组发生精索静脉曲张 292 例，发病率为 26.3%。两组比较，差异显著（$P < 0.05$），老兵组（军龄 > 1 年）精索静脉曲张发生率高于新兵组（军龄 ≤ 1 年）。由此可见，部队生活训练对疾病的发生发展有一定程度影响。这主要是由于部队官兵日常训练量大，站立时间长，负重越野行军等活动较多，导致下腹部压力增大，阻碍了精索静脉回流，最终导致精索静脉曲张或者病情加重。精索静脉曲张程度更严重、时间更长的患者，会对睾丸及其附属结构产生一系列的损害，主要危害在于由精索静脉曲张所导致的不育，在原发性不育中精索静脉曲张患者约占 35%，在继发性不育中精索静脉曲张患者可达 80% ~ 85%。

总之，精索静脉曲张在普通人群和生殖门诊患者中的患病率仍不确定。有关精索静脉曲张对生育的影响更不清楚。精索静脉曲张的发病率在正常生育人群和不育症人群的区别中，一些研究人员认为二者之间存在关联。然而，精索静脉曲张患者的确也有一部分具有正常的生育能力，这一事实又使一些人否定两者之间的联系。所以调查夫妻双方生育能力是必要的。对不育夫妻双方进行定期的强化检查，并提供临床咨询，在提高妊娠率方面与精索静脉曲张的治疗干预效果是一致的。因此，截至目前，尚没有确凿证据可以证明精索静脉曲张本身一定可以降低生育能力，并且认为精索静脉曲张可以作为协同因素，与其他遗传分子事件共同导致不育的假设正在日益受到重视。目前学者认可的精索静脉曲张导致不育的机制众多，但是尚未完全阐述清楚。

有关青少年人群的发病率既往认为在 10 岁之前无精索静脉曲张，最近研究表明，10 岁以下的男童中精索静脉曲张发病率 < 1%，在 11 ~ 19 岁的青少年中发病率为 8% ~ 19%，青春期后的发病率为 12.4% ~ 17.8%，平均为 14.7%，与成年男性发病率相似。临床上以左侧精索静脉曲张最多见，约占 90%，双侧者不足 20%，而单独右侧者更为少见。也有人报道，精索静脉曲张在青春期时患病率为 8% ~ 16%，在 15 ~ 19 岁年龄段的青少年中，精索静脉曲张发生率为 15%。由于大多数青少年精索静脉曲张患者来就诊时是无症状的，未来是否会自发改善，是否影响生育能力，手术能否改善患者生育能力，这些问题尚未解决。尽管过去几十年针对青少年精索静脉曲张做了很多重要的研

究，但是在诊断和治疗方面仍充满争议，精索静脉曲张伴不育的患者可通过药物、手术及辅助生殖技术予以治疗。

（2）精索静脉曲张的预防

相比于发病后的治疗，预防精索静脉曲张的发生更为重要。对于普通人而言，常见的预防方法有以下几种：①做好经常性的生理卫生教育工作，进行男性生殖健康相关知识的宣讲，解除其心理负担。②穿的内裤可用松紧度较高的棉质材料制作，以有利于散热和吸汗，降低阴囊局部温度，不应穿过松的内裤，减轻睾丸的重力作用。③避免长时间站立。④保持会阴部位清洁卫生，及时更换内裤。⑤如出现阴囊坠胀不适、有明显异常，应及时到医院就医，在医生的指导下预防和治疗。⑥减少引起腹内压增高的原因，如便秘、咳嗽、举重、搬运、长久站立及疾病对精索静脉的压迫等。

（林红兰　张永青　何丽霞　路芳芳　整理）

8. 精索静脉曲张尚无明确的单一致病因素

任何能导致精索内静脉血液回流不畅的原因均可引起精索静脉曲张，精索静脉曲张可分为原发性和继发性（症状性）两种。具体的病因与发病机制不是很明确。

目前认为，引起精索静脉曲张常见原因包括：

①左侧精索内静脉由精索的蔓状静脉丛在腹股沟管汇合形成

后垂直上行，行程长且以直角汇入左肾静脉，易导致左侧精索静脉曲张，而右侧以斜角汇入下腔静脉，故左侧发病率较右侧高。

②精索内静脉周围的结缔组织薄弱，使静脉壁张力降低。

③精索内静脉瓣膜功能不健全。

④乙状结肠压迫左侧精索内静脉，使血液回流受阻。

⑤肠系膜上动脉与腹主动脉形成夹角或腹主动脉后左肾静脉先天畸形，压迫左肾静脉，从而造成左侧精索内静脉正常血液回流受阻形成近端"胡桃夹"现象。

⑥右侧髂总动脉可以压迫左侧髂总静脉，使左输精管静脉血液回流受阻形成所谓的远端"胡桃夹"现象。

⑦肾癌、腹腔内或腹膜后肿瘤压迫，肾癌肾静脉或下腔静脉癌栓形成、肾积水或异位血管等均可引起精索静脉曲张。

还有学者认为，人体长时间的直立姿势、负重或腹压增高也可以引起精索静脉曲张。总之，目前认为精索静脉曲张受多种解剖因素的影响，尚无非常明确的单一致病因素。前3种因素造成的为原发性精索静脉曲张，后4种属于症状性或继发性精索静脉曲张的发病原因，二者区别在于原发性患者于平卧后曲张静脉可消失，精索静脉曲张系由于血液反流所致；而继发性患者或有症状患者则系血液反流受阻，平卧后曲张静脉不消失或消失极为缓慢。

9. 精索静脉曲张的合并症

精索静脉曲张的主要危害在于患者出现阴囊的坠胀、疼痛、精液质量异常、睾酮下降、男性不育。据统计，精索静脉曲张患者中约有 80% 存在精液异常，这些精液异常的男性即便有一部分仍有一定生育能力，但会降低配偶受孕的概率，原发性不育中有 35%、继发性不育中有 81% 合并有精索静脉曲张。

关于男性不育，其作用机制与精液质量异常、睾丸容积缩小、睾丸灌注减少及睾丸功能障碍等有关，但确切的机制目前尚不完全明确，可能与下列因素有关：①睾丸内温度增高；②肾及肾上腺代谢物逆流；③缺氧；④活性氧损伤；⑤睾丸微循环障碍；⑥精液中一氧化氮（NO）浓度增高；⑦其他：抗精子抗体、抗氧化物水平增高，存在精子结合免疫球蛋白等综合病理生理学变化，可能最终导致睾丸生精障碍和功能减退，从而导致不育症。

大多数学者认为临床型精索静脉曲张和亚临床型精索静脉曲张具有同样的危害，亚临床型精索静脉曲张对睾丸呈渐进性损害，但这种损害一般是可逆的，主要表现为形态及功能方面的损害，且单侧性的精索静脉曲张同样导致双侧的睾丸损害效应，从而影响生殖激素水平如睾酮（T）、促卵泡激素（FSH）、促黄体生成激素（LH）、催乳素（PRL）、雌二醇（E_2）等。

精索静脉曲张伴随的不育症本身表现为少精子症、弱精子症、畸形精子症或这些异常的不同组合。而且这些异常与精索静脉曲张之间并不存在必然的因果关系。精索静脉曲张也可见于无精子症患者。精索静脉曲张可以伴有促卵泡激素水平增高，其提示生精子上皮损伤而且预后不良。应该强调的是，精索静脉曲张患者中有不少患者精子数量和质量是正常的。

10. 精索静脉曲张与慢性前列腺炎具有解剖学的相关性

（1）慢性前列腺炎患者中精索静脉曲张发病率高

精索静脉曲张与慢性前列腺炎均为中青年男性生殖系统的常见病，二者在男性中的发病率分别为 10% ～ 15% 和 2% ～ 16%。Lotti 等研究显示 20.1% 精索静脉曲张患者合并慢性前列腺炎。程光林报道，在 88 例慢性前列腺炎患者中同时患有精索静脉曲张者 52 例（59.1%），而在 86 例健康人中患有精索静脉曲张的有 29 例（33.72%），两组比较，差异显著（$P < 0.05$）。

有人认为，慢性前列腺炎患者同时患有精索静脉曲张的概率高达 32.5% ～ 50.0%。蒋立斌等对 177 例门诊患者研究发现，慢性前列腺炎合并精索静脉曲张的患者高达 55.81% ～ 61.04%。但作者在临床工作中并未发现有如此高的概率。

Pavone 等对 2554 例门诊患者进行回顾性研究，发现慢性前列腺炎患者中精索静脉曲张的发生率高达 14.69%，明显高于对照组的 5.08%，以上研究均为回顾性研究，仍然需要有前瞻性的研究以证实两者在发病率的相关性。

（2）精索静脉曲张的部分临床症状与慢性前列腺炎相似

慢性前列腺炎的诊断标准为：患者出现会阴或者小腹部位不适症状；前列腺液检查发现有比较多的前列腺颗粒细胞，或者其白细胞显示＞10 个 /HP；排除尿路感染。

而精索静脉曲张的诊断标准为：可以隐约触及到患者阴囊内的扩张血管，在其腹压增加后，触及感更加明显；可以触及或见到曲张静脉团，但不是特别的明显；进行阴囊视诊，可以明显地看到曲张静脉血管团和患侧阴囊下垂。

慢性前列腺炎是症状诊断性疾病，也是男性常见病和多见病，病情迁延难愈。以盆腔疼痛、尿路刺激症状和性功能障碍等为主要表现，缺乏特征性的临床表现，是一组涵盖精囊、膀胱及盆腔内邻近器官或组织等病变的症候群。

慢性前列腺炎的病因目前医学界尚无统一认识，一般认为可能与多种因素综合作用导致前列腺慢性充血和水肿、前列腺液淤积有关。研究显示，慢性前列腺炎伴随精索静脉曲张的发生率为59%，精索静脉曲张与慢性前列腺炎之间存在相关性，所以临床工作中应注意二者的鉴别诊断。因此，对精索静脉曲张患者进行早期的诊治极为重要。

很多学者认为，周围组织器官感染波及前列腺的途径可能是经过盆腔静脉丛和生殖静脉之间的交通支，特别是在病因不明的情况下，可能受到了盆腔静脉性疾病的影响，被概括为"盆腔静脉性疾病一体化"。有关病理解剖研究证实，绝大多数慢性前列腺炎患者有前列腺静脉丛扩张，一般情况下，病理改变仅仅局限于前列腺的外周带。

精索静脉本身具有较多的平行吻合支，同时沿途还经常和深静脉、输尿管静脉等交通支吻合。

解剖学已经证实，精索静脉曲张与慢性前列腺炎具有解剖学上的相关性：有 2 ～ 6 个小的痔生殖静脉与直肠下段的痔静脉丛和泌尿生殖静脉丛之间有交通支，从而使直肠回流的静脉血液流向前列腺周围的泌尿生殖静脉丛，而且是单项输送。

病理学研究证实，约有 89.4% 的慢性前列腺炎患者存在前列腺静脉扩张。影像学的研究支持盆腔静脉性疾病一体化的概念。Kazama 等对 380 例不育男性经直肠超声研究发现，42.9% 的慢性前列腺炎患者和 42.7% 的精索静脉曲张患者表现为前列腺静脉扩张。

Sakamot 通过超声检测前列腺静脉丛的平均血流、峰流速及前向血流指标，发现双侧精索静脉曲张患者较单侧精索静脉曲张患者高，而单侧精索静脉曲张患者较没有精索静脉曲张患者高。推测精索静脉曲张与前列腺静脉丛存在相关性。

慢性前列腺炎可能是盆腔静脉性疾病的一部分，但是也可能反之，即因为前列腺疾病存在产生的代谢产物、静脉内的滞留物质造成盆腔静脉系统的扩张改变，形成恶性循环，使前列腺炎病变迁延不愈。

近来研究显示，前列腺炎与精索静脉曲张均在盆腔静脉瘀血、免疫反应、氧化应激的病因学方面存在一定相关性。有研究者通过部分阻断盆腔静脉血流回流成功建立了慢性非细菌性前列腺炎动物模型。而精索静脉曲张的基本病变为精索静脉瓣膜缺乏或关闭不全所造成血液逆流。

既往研究显示，精索静脉回流受阻，精索静脉内压力增高是精索静脉曲张发病的重要因素。慢性前列腺炎引起局部组织和器官充血水肿，长期瘀血引起组织慢性缺氧，使静脉增宽，侧支循环增多，造成盆腔静脉曲张。因此，部分未明确病因的前列腺炎可能与盆腔静脉性疾病相关联，但尚须进一步研究以明确。

11. 精索静脉曲张对睾丸的损害及动物实验分析

在临床上，有一些重度的精索静脉曲张患者，有时精液检查是正常的，而在很轻微的精索静脉曲张患者中，却出现精子数目减少、变形及活动率降低，如在 1 年后，对精索静脉曲张行手术治疗，有 60% 患者的精子活动率可在短期内改善。综观动物模型均是人为的精索静脉曲张，而人类均为自发的病变，在正常人中，肾静脉部位并无压力增加，可见动物模型与人类的精索静脉曲张之间存在着重要的差异。

1952 年，Tulloch 等报道 1 例精索静脉曲张合并少精症患者，经手术治疗后精子数目恢复正常，并且他的妻子怀孕了。1965 年，Macleod 认为精索静脉曲张可造成精子活动力下降、精子细胞形态上不成熟和尖头精子数目增多。尽管之后有许多研究文章，但是迄今尚无可靠的证据阐明造成不育的机制。

综合多数学者的观点，精索静脉曲张造成精子损害的机制有以下几个方面：

①睾丸温度增高影响精子的发生：Grem 在 1921 年首先提出睾丸温度增高是引起不育的原因。睾丸温度的测量一般是以阴囊皮温为准。Hamm 等发现，正常人双侧阴囊温度差在 0.3℃以内，而有精索静脉曲张的一侧，阴囊温度比正常的对侧要高 0.5 ～ 3.0℃。

②精子发生的营养障碍：由于血液滞留，影响了睾丸的血液循环，使睾丸缺少必要的营养供应而缺氧，影响精子发生。

③睾丸内分泌功能障碍：上述因素亦能引起睾丸间质的内分泌功能紊乱。精索静脉曲张导致的睾丸间质损害，势必影响睾酮的分泌，从而干扰精子的发生。

④左侧精索静脉内压力增高：可以引起睾丸周围的静脉丛血液淤滞，导致代谢产物的排出受阻而影响精子的发生。又因左右睾丸静脉有丰富的吻合支，在静脉回流过程中互相交通。左侧精

索静脉曲张发展到一定程度，会累及右侧睾丸，致双侧睾丸的精子发生障碍。

⑤毒素的作用：左侧精索静脉血液逆流，将肾上腺和肾脏分泌的固醇类物质带到睾丸而抑制精子的发生。Comhaire 等认为，肾和肾上腺血液中含有丰富的儿茶酚胺类物质，可以使睾丸慢性中毒。

众所周知，除人类外的其他哺乳类动物是不存在精索静脉曲张的。因此，早期学者通过结扎部分左肾静脉造成动物精索静脉曲张模型。

1980 年，Caldamone 等报道，用狗做成精索静脉曲张试验模型后，测定出两侧睾丸静脉血中五羟色胺（5-HT）含量均增高。他在给 42 名精索静脉曲张不育者做手术时，抽取静脉血和外周静脉血作对比，其中 27 人精索静脉血液内五羟色胺高于外周静脉血液内的水平。因此，五羟色胺可能引起血管收缩，使不成熟精子过早脱落。

Haruo 在 1982 年报道，前列腺素（PGE）在睾丸静脉内含量高于正常。认为肾脏分泌的前列腺素逆流入睾丸致睾丸血运减少，加强了附睾管收缩，不利于精子在附睾内成熟，甚至直接抑制生精作用。

1981 年，Saypol 等用狗和大鼠也做成了精索静脉曲张的实验模型。Turner 等进一步完善和规范了此模型建立方法。Kay 等用猴子做成了精索静脉曲张的实验模型。目前，实验性精索静脉曲张模型建立已经基本成熟，包括猴子、狗、大鼠等动物建立模型的精索静脉曲张均可以导致动物睾丸形态学的改变，对精子生成及质量有明显的影响。但是并不影响肾脏的组织形态学改变。

动物实验的主要方法是将动物左肾静脉缩窄 60%～65%，而使得左侧精索静脉回流受阻，导致精索静脉压力增高，引起精索静脉蔓状静脉丛扩张来模拟人类精索静脉曲张的解剖学改变。于左侧阴囊内可扪及扩张的蔓状静脉丛。此时某些动物的睾丸内温度、睾丸组织活检、精液、睾丸内的血流及组织内的压力均有变化。

Pascual 等对大鼠精索静脉的解剖进行了研究，观察到 77.4% 的右侧睾丸静脉直接注入右侧髂总静脉，22.6% 的右侧睾丸静脉直接注入下腔静脉，90.3% 左侧睾丸静脉注入左侧髂总静脉。此外，有 1 支非常细的静脉分支注入左侧肾静脉，并与睾丸动脉伴行。仅有 9.7% 的左侧睾丸静脉没有分支并直接注入左侧肾脉。因此，大鼠模型精索精索曲张与人类精索静脉曲张的解剖是有区别的。尽管动物左侧肾静脉造成狭窄，但是由于左侧精索静脉主干是进入髂总静脉，造成左侧精索静脉达到高压模型，复制时间因而延长。一般术后 3 个月内能成功复制出模型。

Honig 等研究发现，精索静脉曲张时，血流淤滞，血管内压力增高，可诱发脊髓交感神经的反射，使睾丸小动脉和微动脉收缩，还可直接刺激微动脉及毛细血管前括约肌收缩，血管管腔明显缩小，阻力增加。

康建设等用大鼠精索静脉曲张模型研究发现，有精索静脉曲张的大鼠，左睾丸动脉压力减小，根据睾丸动脉无搏动的观察，应用 Poiseuille 公式推知，阻力高的一侧，睾丸血流量必定是减少的。同时也发现该侧睾丸静脉血氧含量降低，微循环瘀血，其结果累及毛细血管内压力增高使静脉压更高，形成恶性循环。睾丸小动脉，微动脉壁的张力与血压的平衡，出现完全的不稳定性，即使存在一定的压力压强差，某些血管也会封闭起来，血流停止或灌注量显著降低而继发睾丸的萎缩。

研究显示，实验性精索静脉曲张模型大鼠的双侧睾丸有严重的病理改变，其左侧睾丸体积显著减小。睾丸的病理损害以生精上皮退化、精子发生阻滞、生精细胞脱落、曲精小管萎缩、间质水肿和异常间质细胞增加等最为多见。这可能是精索静脉曲张不育的主要原因之一。

12. 精索静脉曲张的病理生理改变

精索静脉曲张的主要病理生理变化是影响睾丸的功能，其机理是错综复杂的，其中一个可能的机理是下丘脑 - 垂体 - 性腺调节轴的失调。一些研究者发现，精索静脉曲张影响精子生成时，血中性腺刺激素即卵泡刺激素和黄体生成素水平提高。有人把这一结果作为预后较差的一个因素。

Hudson 等发现，卵泡刺激素和黄体生成素对促性腺激素释放激素（gonadotrophin-releasing hormone，GnRH）有影响，而且在精索静脉曲张患者的精液中水平较高，手术后可以得到改善。但是也有一些学者不同意这个观点，Swerdloff 和 Walsh 将精索静脉曲张组与正常对照组比较，外周血中雌二醇、卵泡刺激素、黄体生成素、睾酮浓度没有发现差异。也有学者认为，亚临床精索静脉曲张组的人群中，就出现了下丘脑 - 腺垂体 - 性腺轴的改变。卵泡刺激素和黄体生成素均为腺垂体分泌的激素，统称为性腺刺激素（gonadotropic hormone，GH）。

丘脑下部只释放一种促性腺激素释放激素。刺激腺垂体分泌卵泡刺激素和黄体生成素，怎样实现对这两种激素的分别调节呢？目前认为很重要的一个机制，就是各种性激素（如睾酮）对卵泡刺激素和黄体生成素的分泌有着不同的反馈作用。例如，由促性腺激素释放激素所引起的卵泡刺激素分泌比黄体生成素的分泌更容易受雌二醇的抑制，而睾酮则主要抑制腺体分泌黄体生成素。孕酮单独作用能使促性腺激素释放激素所引起的卵泡刺激素和黄体生成素都受到抑制，而孕酮与雌二醇共同作用时，对黄体生成素分泌的抑制作用就更为明显。

总的来说，在一般情况下，主要是中枢神经系统通过丘脑下部对腺垂体所呈现的调节作用决定了血液中性腺激素浓度的水平，而性腺激素的负反馈作用则使血液中性腺激素在这个水平上维持相对稳定。Wirvent 等在一组 31 例精索静脉曲张患者研究中，睾丸活检显示曲精细管直径变小，间质细胞（许多有胞质空泡化及萎缩）数增生，同时睾丸组织切片用睾酮过氧化酶 – 抗过氧化酶法染色者，阳性间质细胞减少，精索静脉曲张侧睾丸与对侧睾丸结果相似。由此，再加上间质细胞中胞质细胞器的容积无明显差异，应考虑两侧睾丸同时受损，外周血液中的雌二醇水平明显增高，睾酮、卵泡刺激素和黄体生成素正常时，则表示代偿性细胞间质功能障碍。手术后可以得到改善。

马全福等在精索静脉曲张患者手术中，行显微镜下观察精索静脉数量、直径，并随机取 16 个侧曲张的精索静脉节段行病理形态学研究，并设正常精索静脉为对照组，结果研究发现：

①正常精索静脉：肉眼观察直径 1.0 ～ 1.3 mm，血管壁触之柔软，弹性好。显微测量：血管内径 0.2 ～ 0.3 mm，内膜厚 0.005 ～ 0.010 mm，中膜厚 0.05 ～ 0.09 mm，外膜厚 0.06 ～ 0.10 mm。HE 染色：血管壁无增厚。Masson 染色：血管内膜、中膜无增厚，外膜无平滑肌增生。弹力纤维染色：内弹力板粗细均匀，连续不断。

②曲张的精索静脉：血管扭曲畸形，触之变硬，血管扩张。显微测量：血管内径 0.10 ～ 0.62 mm，内膜厚 0.010 ～ 0.035 mm，中膜厚 0.04 ～ 0.34 mm，外膜厚 0.0300 ～ 0.1656 mm。HE 染色：

血管壁增厚。Masson 染色：血管中膜胶原纤维增生，外膜平滑肌增生、肥厚。弹力纤维染色：内弹力板粗细不均，部分或弥漫性断裂。

检查中还发现，个别管径较细的精索静脉病理损害也较严重，多数精索静脉曲张程度越重，病理改变越显著。在亚临床阶段的精索静脉曲张其静脉的病理损害已很严重。

综上所述，精索静脉曲张肯定会造成一部分患者不生育，但也有部分患者不受影响（可能病变轻微，睾丸生精作用尚未受损）。对已经注意到不生育、精液检查有异常者应早期手术，改善睾丸的功能，以利生育。而不是所有精索静脉曲张患者一概早期手术。

13. 精索静脉曲张的图像分析

1990 年，马述仕等应用 QUANTIMET － 970 图像分析系统对 21 条曲张精索静脉和 7 条正常精索静脉做了图像分析。在分析的 6 项（血管的形状因子、血管的厚度、弹力纤维含量、胶原纤维含量、血管外直径和血管内直径）指标中，前 4 项均表明有显著或非常显著性差异。图像分析结果见表 2 至表 5。

表2 正常精索静脉图像分析结果

序号	血管外直径（μm）	血管内直径（μm）	管壁厚度（μm）	弹力纤维含量	胶原纤维含量	形状因子
1	254.37	82.665	85.853	0.22 533	0.33 621	1.836
2	267.712	113.3	78.291	0.2986	0.3261	1.687
3	515.329	365.971	104.679	0.25 671	0.41 707	1.936
4	616.258	443.998	86.13	0.3263	0.41 701	1.32
5	596.061	400.003	98.06	0.38 695	0.42 315	2.036
6	630.127	413.125	108.375	0.3965	0.42 774	1.537
7	596.061	367.125	124.456	0.31 864	0.42 851	2.067
平均值	496.67	309.3	97.91	0.32	0.4	1.77

表3 曲张精索静脉（直径0.55 mm以内）图像分析

序号	血管外直径（μm）	血管内直径（μm）	管壁厚度（μm）	弹力纤维含量	胶原纤维含量	形状因子
1	350.983	110.983	120.463	0.25 205	0.42 765	5.425
2	364.682	154.478	106.102	0.27 609	0.45 067	1.430
3	457.26	166	144.857	0.29 672	0.47 477	3.311
4	414.909	205.287	104.811	0.20 238	0.3144	1.466
5	465.477	147.655	158.811	0.2389	0.43 960	2.620
6	422.875	100.037	161.419	0.24 935	0.43 101	1.921
平均值	412.70	147.20	106.28	0.25	0.41	2.7

表 4　曲张精索静脉（直径 0.55～0.8 mm）图像分析

序号	血管外直径（μm）	血管内直径（μm）	管壁厚度（μm）	弹力纤维含量	胶原纤维含量	形状因子
1	523.675	141.053	191.302	0.18 795	0.46 659	2.980
2	538.579	237.711	150.434	0.29 931	0.44 858	3.320
3	567.025	226.227	170.399	0.30 238	0.46 927	3.217
4	620.428	213.954	203.237	0.15 745	0.46 487	2.080
5	686.202	237.983	224.127	0.31 875	0.47 765	5.652
6	692.904	179.50	209.477	0.23 487	0.43 319	2.740
7	699.352	316.906	191.223	0.19 860	0.44 475	2.44
8	757.375	399.293	179.041	0.16 434	0.44 467	2.716
9	776.396	274.884	250.0	0.27 102	0.48 457	1.582
平均值	651.32	257.99	196.58	0.24	0.46	2.96

表 5　曲张精索静脉（直径 0.9～1.0 mm）图像分析

序号	血管外直径（μm）	血管内直径（μm）	管壁厚度（μm）	弹力纤维含量	胶原纤维含量	形状因子
1	915.19	383.980	265.605	0.23 442	0.48 705	1.403
2	994.304	462.660	265.822	0.27 601	0.49 240	1.456
3	1 016.748	354.340	331.204	0.26 561	0.49 065	3.420
4	1 085.39	301.195	391.098	0.26 852	0.47 577	1.984
5	1 143.417	482.829	330.294	0.26 461	0.49 065	3.420
6	608.63	295.420	341.380	0.45 793	0.994	3.168
平均值	118.26	432.26	313.24	0.23	0.48	2.47

图像分析的曲张精索静脉和正常精索静脉外直径比值 $P > 0.05$，无显著差异，血管内直径比值 $P > 0.05$，亦无显著差异，形状因子比值 $P < 0.05$，管壁中弹力纤维含量比值 $P < 0.07$，管壁中胶原纤维含量比值 $P < 0.05$，此三项均有显著差异；血管厚度比值 $P < 0.01$，有非常显著的差异；此分析结果提示，精索静脉内、外直径的大小与其曲张程度无直接关系。而曲张精索静脉管壁的厚度增加、形状的异常（扭曲）、弹性降低是由于弹力纤维含量的减少、外膜平滑肌的增生、胶原纤维含量明显增多引起的。即上述病变程度越严重，则血管触之越硬，弹性越差，外形扭曲越明显。

马全福等将同期 36 例左侧Ⅱ～Ⅲ级精索静脉曲张伴有右侧亚临床精索静脉曲张（阴囊超声证实）患者，同期行经腹股沟途径双侧精索静脉曲张手术。手术中在双人双目显微镜下测量每侧最粗一条精索静脉的直径，肉眼记录每侧精索静脉条数。结果发现，每侧最粗一条精索静脉直径 3 ～ 7 mm，两侧相比无显著差异。每侧精索静脉的条数 4 ～ 12 条（平均 6 ～ 8 条）不等。肉眼下观察，曲张明显的精索静脉左侧 3 ～ 5 条，右侧 1 ～ 2 条，两侧相比有非常显著的差异（$P < 0.01$）。

这项研究是与本节精索静脉曲张的图像分析同时进行的。通过二者对比研究证明，亚临床精索静脉曲张期的精索静脉已有较严重病理损害。精索静脉曲张的程度与临床表现并不完全相符。

精索静脉曲张与男性不育症
流行病学及病因学

14. 精索静脉曲张与男性不育症的发病率

精索静脉曲张与男性不育症的关系，早已被人们所认识。

公元 1 世纪，Celsus 就曾描述过，在睾丸上方如见到明显的精索静脉曲张可使同侧睾丸萎缩，导致男性不育症。临床上在诊断明确的精索静脉曲张人群中，不育的发病率可高达 35%，在导致男性不育症的病因中居首位，可见精索静脉曲张与男性不育关系密切。

自从 20 世纪 50 年代以来，泌尿外科医生进行的精索静脉结扎术在改善精索静脉曲张患者生育能力方面一直占据着重要的地位。一项包括 4471 名患者、50 份文献综述显示，精索静脉曲张患者行精索静脉结扎术后其妻子妊娠率在 0 ～ 50%，平均为

36%。因此，对精索静脉曲张的手术治疗给目前尚无有效药物的特发性男性不育症患者的治疗带来了一线希望。所以，对不孕的夫妻中患有精索静脉曲张的男性进行治疗干预是必要的。

随着两者之间关系研究的不断深入，各种学说不断出现，精索静脉曲张导致男性不育的机制仍未完全阐明，可能与睾丸微循环、血管活性物质、氧化应激、一氧化氮、缺氧、免疫及凋亡等因素有关。

在国外，精索静脉曲张在成年人群中的发病率在11.7%～15%，精液异常人群中的发病率为25.4%，不育人群中的发病率为40%左右。我国成年人群中的发病率与国外相近似为10%～15%。精索静脉曲张左侧多于右侧，但双侧者达40%，单纯右侧极少见。

Airforce等认为，精索静脉曲张的发病率在男性不育患者中几乎比正常人高3倍。在男性不育的患者中，亚临床精索静脉曲张占40%以上。马全福统计国外8位学者报道男性不育症合并精索静脉曲张发病率为19%～38%，平均34.05%（1644/4827）。Douglas等认为，不育症与精索静脉曲张的程度无关。

精索静脉曲张致不育机制的研究，主要包括宏观因素及分子机制的研究。前者主要包括睾丸组织病理形态的变化、局部温度变化、相关激素的变化、代谢产物的变化等；后者主要包括相关基因表达、mRNA和蛋白质的变化。尽管如此，目前对精索静脉曲张致男性不育机制的认识仍然有限。随着新检测技术的出现，蛋白组学、基因芯片等新技术的应用，人们会逐渐认识精索静脉曲张造成精子损害的发病机制。

15. 睾丸温度增高影响生精过程发生

早在 1921 年，Crem 首先提出睾丸温度增高是引起男性不育症的原因。睾丸温度的测量以阴囊皮温为准。Hamm 等发现正常人双侧阴囊温度差在 0.3℃ 以内，而有精索静脉曲张的一侧，阴囊温度与正常侧（对侧）比较高 0.5 ～ 3.0℃。睾丸温度升高可引起微循环障碍或产生炎症与氧化应激反应。精索静脉曲张引起睾丸炎症的具体机制还不明确，可能与精索静脉内血液淤滞，血管内皮及睾丸组织的缺氧等因素有关。

研究发现，精索静脉曲张患者的睾丸组织中，一氧化氮浓度明显升高，并在一定范围内与精子活力呈负相关。环氧化酶（Cyclooxygenase，COX）包括 COX-1、COX-2，是不饱和脂肪酸和花生四烯酸合成前列腺素的关键酶。在炎症中，细胞因子、甾族激素和线粒体损伤使 COX-2 表达增加。COX-2 可作为细胞炎症和能量代谢障碍的标志物。正常男性睾丸的生精细胞和间质内的睾丸间质细胞中存在 COX-2 的表达，提示 COX-2 可能与精子生成及合成睾酮的过程有关。

Perrotta 等发现精索静脉曲张患者的精子中 COX-1 和 COX-2

过量表达，尤其是在精子的顶部和整个尾部及线粒体外膜。推测精索静脉曲张患者血液中有害物质可能长期刺激精细胞，导致精细胞炎症或能量代谢障碍，最终导致了精子发育障碍，精子活力减弱。一氧化氮是一种重要的活性氧分子，与精子质量密切相关。王志峰等研究发现，正常精液中一氧化氮浓度为（38.06±6.43）μmol/L，而在亚临床精索静脉曲张患者精液中一氧化氮浓度为 [（52.19±17.12）μmol/L，（$P < 0.05$）]。当一氧化氮浓度大于 40 μmol/L 时，随着一氧化氮浓度的升高，精子活力逐渐降低。

精液中一氧化氮浓度影响精子活力的可能机制为：①对精子膜的过氧化损伤；②对精子线粒体的损伤；③引起细胞核酸亚硝酸化，引起基因毒性，基因损伤后不易被修复，导致精子细胞活力下降，甚至死亡；④间接作用：一氧化氮可以通过其代谢产物间接造成生殖系统细胞和组织损伤。如生成亚硝酸盐、调节激素释放等。

精索静脉曲张出现精索静脉迂曲扩张，血液回流减缓，逆流热交换系统效率降低，睾丸局部温度升高，可影响生精过程的发生；同时，精索静脉曲张使静脉内压升高，睾丸小动脉、微动脉收缩，导致睾丸动脉管壁增厚，管径变小，从而加重缺氧诱导的睾丸细胞损伤，影响精子产生，造成男性不育。

精索静脉曲张引起的睾丸微循环障碍可导致睾丸血流的重

新分布，使睾丸发生明显病理生理改变，出现"斑点样"改变。Tarhan 等研究发现，精索静脉曲张患者睾丸动脉血流量与正常对照组相比明显减少，提示睾丸微循环障碍影响了生精功能，妨碍了精子的产生。

胡少军等探讨精索静脉曲张对精浆中白介素 -6（IL-6）、血清抑制素 -B（INH-B）、转化生长因子 -β1（TGF-β1）表达与精液质量的影响。选择精索静脉曲张患者 68 例作为观察组，另外选择同期健康体检者 30 例作为对照组，比较分析两组人员的精液常规参数及精子形态，同时比较分析两组人员精浆中白介素 -6、血清抑制素 -B 与转化生长因子 -β1 表达水平。

精索静脉曲张组患者的精子密度及精子活动率与对照组相比明显较低，差异有统计学意义（$P < 0.05$），而在精液量方面组间比较无明显差异（$P > 0.05$）。精索静脉曲张组患者形态正常的精子率较对照组相比明显较低，差异有统计学意义（$P < 0.05$）。而形态异常精子率较对照组相比明显较高，差异有统计学意义（$P < 0.05$），精索静脉曲张组患者的白介素 -6 及转化生长因子 -β1 表达水平与对照组相比明显升高，差异有统计学意义（$P < 0.05$），而血清抑制素 -B 表达水平较对照组相比明显降低，差异有统计学意义（$P < 0.05$）。

研究发现，精索静脉曲张能大大降低患者的精子密度及精子活动率，增加患者精子畸形率，同时导致患者精浆中白介素 -6

与转化生长因子 -β1 表达上升，血清抑制素 -B 水平下降。精索静脉曲张患者 IL-6 的表达水平较正常水平会明显增加，增加患者的炎症反应，进而通过炎性反应对睾丸组织造成损害，因而导致患者出现不育症。转化生长因子 -β1 对精子的发生、生长都有重要作用，转化生长因子 -β1 在睾丸内主要有由间质细胞及支持细胞分泌，通过旁分泌及自分泌的作用，对睾丸内间质细胞的类固醇合成进行调节，以及诱导患者生精细胞的凋亡。

16. 血管活性物质的毒性作用极大地影响了睾丸的生精功能

精索静脉曲张由于血液滞留，影响睾丸血液循环，使睾丸缺氧致生精细胞营养供应障碍，影响生精过程的发生。另外，在精索静脉曲张时，由于精索内静脉回流不畅，来源于肾或肾上腺的代谢产物如 5- 羟色胺（5-HT）、前列腺素（PGF2α）、类固醇激素、儿茶酚胺等反流到睾丸，使睾丸慢性中毒，极大地影响了睾丸的生精功能。

在精索静脉曲张患者和动物实验狗的睾丸静脉检测精索静脉的血液内 5- 羟色胺含量均增高。精索静脉曲张时，5- 羟色胺随静脉血反流，破坏睾丸间质功能，从而影响生精功能；5- 羟色胺可改变睾丸内分泌功能。

Bartoov 等发现精索静脉曲张时精子线粒体排列紊乱、形态及位置异常，干扰线粒体正常功能，致使睾丸功能发生障碍，影响精子活力；前列腺素也是一种血管收缩剂，睾丸内前列腺素的升高可能是睾丸病变本身产生，也可能是肾或肾上腺中的前列腺素反流所致。

Abayasekara 等认为，精索静脉曲张时前列腺素对睾丸有直接作用，使睾丸血供减少，破坏蔓状静脉丛的功能，造成生精异常；静脉反流的类固醇抑制正常精子的发生，可使睾丸慢性中毒，从而影响生精功能。

1982 年 Harao 等报道，前列腺素在精索静脉曲张患者睾丸静脉内含量高于正常。认为肾脏分泌的前列腺素反流入睾丸，导致睾丸血运减少，加强了附睾管收缩，不利于精子在附睾内成熟，甚至直接抑制生精作用。

左侧精索内静脉与左肾静脉相通，当精索静脉曲张时，反流的血液可将肾、肾上腺代谢产物如 5- 羟色胺、前列腺素 2a、类固醇激素、儿茶酚胺等带到睾丸组织引起一系列损害。检测曲张精索静脉的血液中肾上腺素、去甲肾上腺素、多巴胺明显升高，且升高的幅度与精索静脉曲张的严重程度成正比。

长期精索静脉曲张患者，除这些激素本身水平升高外，其相对应的受体表达也增加。这些升高的激素可能通过以下途径影响生精：①儿茶酚胺类、5- 羟色胺等引起睾丸血管过度收缩，直接影响睾丸血供，对生精细胞产生一系列的损害；②某些激素（如类固醇）直接对精子产生毒害作用；③儿茶酚胺类激素通过与氧气接触产生活性氧，对生精细胞产生毒害。

17. 免疫调节障碍干扰精子的正常发育和形成

在正常情况下，由于血睾屏障、免疫调节等因素的制约，机体并不产生自身免疫反应。精索静脉曲张发生时，由于睾丸组织中精索蔓状静脉丛压力增高及血睾屏障遭受破坏，精子抗原与机体自身的免疫发生反应产生抗精子抗体（AsAb），进而干扰精子正常的发育和精子的形成，降低精子存活率和活动力，引起无精或少精，进而导致不育。研究表明，精索静脉曲张患者精浆中抗精子抗体水平明显增高，术后抗精子抗体水平呈下降趋势，表明精索静脉曲张可能会导致抗精子抗体形成，进一步证实了免疫功能与精索静脉曲张的发病可能相关，改善患者的免疫功能是精索静脉曲张预防与治疗中一个比较重要的环节。

但并非有抗精子抗体就一定出现不育，当抗精子抗体与精子的结合率达到50%才能明显损伤精子的活力。正常人群中抗精子抗体含量较低，而精索静脉曲张不育患者的精液中抗精子抗体的含量显著高于正常人群。对精索静脉曲张患者施行精索静脉高位结扎术后，抗精子抗体的含量会逐渐减少，精子运动能力也明显提高。

目前抗精子抗体在精索静脉曲张不育中的作用还存在争议，

Verajankorva 等研究发现，抗精子抗体与精索静脉曲张并无直接联系，认为自身抗精子抗体产生主要由输精管部分狭窄所致。

18. 精细胞凋亡异常是精索静脉曲张不育最重要的原因

细胞凋亡是细胞死亡的一种形式，并受基因的精确调控，在维持精子发生过程中起着重要的作用。正常生精过程中25%～75%的生精细胞凋亡，通过凋亡信号转导通路的调节，维持生精细胞与支持细胞的正常比例，以保证正常的生育功能。

精子发生（spermatogenesis）是精原干细胞分裂增生至精子释放的过程。动物生精上皮一个周期时间长约 16 天，人类精子发育需要 4 个周期，即 64 天。精子细胞进一步发育，不依靠细胞分裂，通过细胞学改变成为精子。人类每日产生精子数目为 $3 \sim 7 \times 10^6$ 个 / 克睾丸。精索静脉曲张可以造成睾丸供血障碍，引起睾丸缺氧。由于睾丸组织血液供应丰富，对缺氧十分敏感。马全福等研究显示，缺氧可以造成兔子睾丸各级生精细胞减少，以初级精母细胞减少更明显，还可以造成支持细胞和间质细胞减少。缺氧可以加速兔子精子细胞的凋亡。

而在缺氧、氧化应激、高温、炎症等不利因素下，促凋亡蛋白生成增多，抗凋亡蛋白基因（如 *Bal-2*）绝对或相对减少。

研究发现，精索静脉曲张发生的缺氧可通过降低肉碱和唾液酸水平改变附睾微环境，导致附睾上皮细胞排列紊乱、微绒毛稀疏，引起上皮细胞凋亡，进一步损害附睾功能，从而降低男性的生育能力。Zha 等研究显示，精索静脉曲张时，附睾上皮细胞凋亡和唾液酸含量增加，继而影响附睾的合成和分泌功能，说明附睾微环境稳定对生育功能的重要性。

精索静脉曲张可以导致睾丸供血障碍，因为缺氧引起睾丸损害。马全福等研究表明，缺氧可以导致兔睾丸功能的损害，主要病理改变为：缺氧导致兔睾丸组织内大部分曲细精管的各级生精细胞减少，以初级母细胞减少更为明显；精子细胞明显减少。曲细精管内生精细胞与支持细胞比率降低。缺氧还可以造成精囊固有层血管扩张充血。阴茎海绵体血管扩张充血，阴茎白膜外组织及中小动脉管壁增厚。

睾丸的超微结构改变：正常为支持细胞具有丰富的滑面内质网结构，曲细精管界膜、基底膜清晰可见，间质内血管内膜、线粒体、内质网正常。缺氧时睾丸支持细胞核变性、溶解，细胞膜不光滑，线粒体结构不完整，内质网扩张。精细胞核变形、溶解、连接膜增宽，滑面内质网有较多的空泡状物质。精细胞内线粒体脊扩张、空泡样变、细胞核膜肿胀、溶解、断裂变形、间隙变窄。部分线粒体脊扩张或模糊。滑面内质网呈空泡状变化，粗面内质网扩张。大部分曲细精管界膜和基膜不清楚。间质内血管壁明显增厚。缺氧可以导致兔睾丸生精细胞损害，随着时间的延长间质内血管显著增厚，基底膜及血管腔大量纤维组织增生，大部分曲细精管及基底膜被纤维化增生代替。精细胞内染色质浓缩、核膜间隙增宽、局部核膜下或核双层间形成囊泡，核膜膨胀、裂解形成圆形的凋亡小体和残余小体。部分支持细胞发生明显凋亡现象。睾丸间质细胞呈代偿性显著增生。

Zha 等通过对实验型大鼠左侧精索静脉曲张的研究，发现左侧的附睾功能结构与对照组相比明显受到破坏，且附睾上皮细胞凋亡也明显增加。精索静脉曲张可以导致睾丸生精细胞、附睾上皮细胞、间质细胞凋亡增加。大量研究表明，长期的精索静脉曲张导致促凋亡蛋白基因（如 *Bax*）表达上升，抗凋亡蛋白基因（如 *Bal-2*）表达下降。

上述变化使线粒体外膜透化（MOMP）释放出大量的水解酶，包括细胞色素 C（Cyt-C）、半胱氨酸的天冬氨酸蛋白水解酶（Caspase）。这些水解酶释放到细胞质后，启动程序性死亡，引起睾丸细胞的凋亡。睾丸及其附属组织的异常凋亡，可能是精索静脉曲张不育最重要的、也是最直接的原因。

文献报道，精索静脉曲张患者总体上外周血催乳素、黄体生成素、睾酮无明显变化，但卵泡刺激素、雌激素升高，抑制素 B 降低。睾丸组织内睾酮，抑制素 B 下降，雄激素结合蛋白无明显改变。精索静脉曲张引起下丘脑－垂体－性腺轴内分泌功能的紊乱，可能与各种因素导致睾丸支持细胞，间质细胞损伤、凋亡异常有关。

19. 精索静脉曲张不育与多种基因表达异常有关

精索静脉曲张导致的不育症与精子畸形、少精子症和弱精子症有关。畸形精子症（teratozoospermia）作为男性不育的常见表现之一，目前发病机制尚不明确，涉及因素复杂，治疗效果不佳，一部分患者需要实施辅助生殖技术达到生育目的。畸形精子症的主要病因包括生殖道及附属性腺感染、精索静脉曲张、遗传、药物、物理和其他因素（吸烟和饮酒、微量元素、氨基酸和维生素缺乏等）。近几年研究发现，很多基因异常或者突变与畸形精子症导致不育症有关。唯独在男性，*SEPTIN12* 基因减数分裂后生殖细胞表达、突变和遗传性变形可以引起少精子症或畸形精子症。在小鼠实验中表现为精液中出现不成熟精子、颈部弯曲的精子、核 DNA 损伤等。

研究发现在畸形精子不育症患者的鱼精蛋白 1 基因（*PRM1*）AA 显著高于精子形态正常对照组（16.6% *vs*.2.7%，$P < 0.05$），该基因与中国汉族畸形精子症男性不育存在相关性。

Fidgetin-like1 基因与雄鼠中度畸形精子症（20% ~ 30%）和睾丸质量减小有关，是畸形精子症和精子发生阻滞引起人类不育症的一个新的基因。

Maekawa 等证实，*RA175*（-/-）基因缺陷的小鼠表现为少、弱、畸形精子症，睾丸组织内生精上皮细胞异常空泡、生殖细胞明显脱落、精细胞超微结构异常等。Liu 等研究表明，生育力低下的男性 39.7% 精液标本存在过度 DNA 损伤，而活动精子中仅有 15%；精子的 DNA 损伤率在重度精子畸形症为 26.0%，中度精子畸形症为 12.5%，少精症为 17.5%，正常精子是 4.6%；精子 DNA 损伤与精子活力和精子正常形态呈负相关。评估活动精子的 DNA 损伤状态需要检测全部射出的精子更有意义。

精索静脉曲张引起精子活动力下降的具体分子机制尚不清楚，可能与多种基因的异常表达有关。Chen 等在活动力低的精子中筛选出 149 个基因高表达，其中包括睾丸特异蛋白-1，乳酸脱氢酶 C 等。其中 *Roppin* 基因参与哺乳动物精子鞭毛鞘的形成，与精子活动力密切相关。Said 等发现畸形精子症的芳香酶 mRNA 水平下降 52%，弱精子症为 67%，与正常形态精子呈反比，与小头畸形或顶体畸形精子成正比。

Amer 等发现 *Roppin* 基因在精索静脉曲张患者术前、术后精子中表达有明显的差异，术前比术后表达要明显低下。Afiyani 等发现精索静脉曲张患者精子中 *FasL* 基因的 mRNA 表达明显上升，*HSPA2* 基因的 mRAN 表达也明显降低。

有学者总结了一些男科疾病（包括精索静脉曲张）和全身疾病的某些基因的多态性引起精子 DNA 损伤情况。过渡蛋白（TPs）、鱼精蛋白（PRM）的正确合成与热休克蛋白（HSP）密切相关，精索静脉曲张患者睾丸组织中热休克蛋白的变化和热休克蛋白基因的多态性均能导致过渡蛋白和鱼精蛋白不能正常合成，从而影响精子的正常发育。

Agarwal 等对精索静脉曲张患者精子进行蛋白组学的研究，共筛选出 21 个差异表达蛋白与生殖功能相关，涉及精子的活动力、获能、过度活化、顶体反应、透明带结合等。

关于精索静脉曲张与男性不育之间的关系，已进行大量临床及实验研究，深入到超微结构和分子水平。但精索静脉曲张致男性不育很可能是多种机制共同作用的结果，各种机制相辅相成，相互联系，共同作用于机体，最终导致生精功能障碍。随着精索静脉曲张导致男性不育机制研究不断深入，希望能达成共识、建立标准和指南，指导不育症的病因确定和诊断分类，采取针对病因的基因治疗策略，为精索静脉曲张的治疗提供新的方向。

20. 传统医学对精索静脉曲张症不育病因的认识

精索静脉曲张症不育属中医"筋瘤""不育"范畴，古代中医文献缺乏对本病的专门论述。现代中医文献对精索静脉曲张症不育病因病机亦缺乏统一的认识。张长城等认为精索静脉曲张症不育的发生是以肾虚为本，血瘀为标。肾虚导致血瘀，血瘀加重肾虚，肾虚与血瘀相互夹杂为患，相互影响，造成生殖之精生成障碍，从而导致不育，这是精索静脉曲张导致不育的基本病机。

肾为先天之本，人体的遗传信息通过肾所藏的先天之精传给子代，从而决定了人体的生长发育。因此认为，先天禀赋不足，肾气亏虚，是精索静脉曲张性不育发生的根本原因。

血瘀为标：血瘀是指瘀血内阻，包括溢出经脉外而积存于组织间隙的，或因血液运行受阻而滞留于经脉内，以及淤积于器官内的统称。

由于瘀血阻络是精索静脉曲张的外在表现，亦是精索静脉曲张引起不育的重要病理环节，故言精索静脉曲张症不育的基本病机是以血瘀为标。

王清任《医林改错》云："元气既虚，必不能达于血管，血管无气，必停留而瘀。"这里的"元气"即为肾气。周学海《读医随笔》谓："气虚不足以推血，则血必有瘀。"

肾为水火之脏，内寓真阴真阳。精化为气，气能生精。精气充旺，则可化气生阳，行温煦、推动、气化之功，为脏腑阳气之根。

肾虚与血瘀互为因果，肾虚致血瘀：肾藏精，精化气，肾气为人体生命活动的原动力。人体脏腑、经络等组织器官的形成、功能活动及精气血津液的化生、运行，无不赖肾气的激发和推动。

血瘀致肾虚：瘀久化毒，毒邪损正，泛指对机体产生不利影响的物质。精索静脉曲张时，血液瘀阻于外肾及子系络脉中，瘀久化毒，瘀毒内蕴，同久则外肾受损，在青春期可导致外肾的发育不良，成年后可引起外肾萎缩，生殖之精生成不足，均可导致肾虚。

现代研究表明，在精索静脉曲张时，睾丸组织中氧自由基的生成明显增多，从而损伤睾丸细胞及亚细胞膜，破坏细胞的正常功能，导致睾丸的生精功能障碍。近来发现，精索静脉曲张患者一氧化氮含量明显高于正常，过量的一氧化氮可对精子产生毒性作用。

生殖之精的生成与贮藏主要在外肾。《灵枢·刺节真邪》说："茎垂者，身中之机，阴精之候，津液之道也。"垂，即外肾。巢元方《诸病源候论》明确指出"精藏于玉房"，此玉房当为外肾。精索静脉曲张时，肾气亏虚，血瘀于外肾与子系络脉，瘀久化毒，毒损外肾，外肾的生精功能与藏精功能受损，生殖之精的生成不足，则发生不育。瘀血阻络，外肾失于五脏之精气的营养，生长发育受限，外肾发育不良，导致不育；瘀血内阻，脾胃所化生的后天之精不能充养先天之精，则生殖之精的生成不足，亦致不育产生。现代研究表明，精索静脉曲张时，睾丸的生精功能明显受损，精子数量与质量均异常。

（赵　鸿　陈　燕　整理）

21. 精索静脉曲张伴肥胖者患少精子症的比例是正常人群的3.5倍

临床上精索静脉曲张伴有肥胖者并不少见。对这些不育的患者增加了治疗难度，应该细致检查相关激素水平。纵观近些年国内外关于肥胖与男性不育症的研究，绝大多数都认为肥胖与男性不育症存在或多或少的联系，包括精子参数的改变、精子 DNA 完整性损伤、性激素的变化、胰岛素抵抗。但肥胖造成男性不育症的机制有多种说法，肥胖者易患呼吸暂停综合征，并伴有较低的性交频率、较高的阴囊温度和微量元素含量降低，以及线粒体膜电位降低、较高的磷脂酰丝氨酸外化百分率，性腺轴的变化等均可能是其发病机制。

肥胖是由多种因素造成的慢性代谢性疾病之一，随着现代人类的饮食结构、生活方式和行为习惯等变化，在人群中成年人超重率和肥胖率之和可达到 26.2%～35.2%。通常认为肥胖是Ⅱ型糖尿病、高血压病、心脑血管疾病的主要危险因素之一，但近年来有研究发现，肥胖与男性不育症也有重要的相关性。

评价全身肥胖的指标有体质量指数（Body mass index，BMI），中国体质量指数判断标准可分为 4 组：①消瘦组，体质量指数 < 18.5 kg/m²；②正常组，体质量指数 18.5 ～ 24 kg/m²；③超重组，体质量指数 24 ～ 28 kg/m²；④肥胖组，体质量指数 ≥ 28 kg/m²。而国际上通常采用世界卫生组织（WHO）制定的

体质量指数界限值，分别是体质量指数 $25 \sim 30 \ kg/m^2$ 为超重，体质量指数 $\geqslant 30 \ kg/m^2$ 为肥胖。

中心性肥胖是指脂肪主要分布在腹部内脏，又称为内脏性肥胖，评价中心性肥胖的常用指数有腰围（waist circumference，WC），国际糖尿病联盟（IDF）推荐亚洲男性中心性肥胖的标准为腰围 $\geqslant 90 \ cm$。Hammiche F 等研究体质量指数与中心性肥胖和不育症患者精子质量关系发现，肥胖与精液体积、精子密度和总活动精子数成负相关；当腰围大于 102 cm 时，腰围与精子密度和总活动精子数呈负相关。

Hajshafiha M 等也认为，肥胖人群患少精子症的可能性是正常体质量指数人群的 3.5 倍，Chavarro JE 等还认为，只有当体质量指数 $= 35 \ kg/m^2$ 时，才会引起精子总数下降。朱宏等研究认为，与正常组相比体重偏轻组、超重组及肥胖组的精子密度、活动率和正常形态精子百分率均降低；体质量指数与患者年龄、不育年限呈明显正相关，与精子密度呈显著负相关。

Martini AC 等研究 794 名男性患者精液质量与超重关系发现，体质量指数与附睾 α-葡萄糖苷酶成负相关，与精浆果糖浓度成正相关，这两类生化标志物都与精子发育和成熟有关。肥胖者精细胞 DNA 碎片化的精子增多而影响生育。

（张永青　林红兰　罗　敏　何丽霞　整理）

精索静脉曲张的诊断与所面临的困难

22. 精索静脉曲张的症状与体征

临床上多数精索静脉曲张患者可无症状，多数在体检时才发现病变。一部分精索静脉曲张患者，患侧阴囊部位肿大，疼痛和有下坠感。疼痛的性质为隐痛和坠痛，可向会阴部及两侧下腹部放射；行走及站立时可使症状加重，平卧、休息后减轻。少部分患者常伴有失眠、注意力不集中等神经衰弱症状和会阴部酸胀感。

较严重的精索静脉曲张患者可出现焦虑不安、全身乏力、阳痿及同侧睾丸萎缩，患者常因睾丸缩小而来就诊。因为精索静脉曲张可引起精子减少，所以有些患者因不育来就诊。

患者站立时，可见患侧阴囊皮肤松弛，低于健侧阴囊，表面可见到充盈、扩张的静脉。用手指触摸曲张的静脉，像"蚯蚓团"样感觉，患者活动后更为明显。平卧位或托起阴囊时，扩张之静脉缩小，站立时再度充盈。

症状性精索静脉曲张又称为继发性精索静脉曲张。症状性精索静脉曲张是指肾肿瘤、肾积水、迷走血管和腹膜后肿瘤等病变压迫肾静脉，使精索静脉回流受阻导致的精索静脉曲张。但这类患者平卧和托起阴囊时，阴囊内曲张之静脉团并不缩小，可凭此与原发性精索静脉曲张相鉴别。

精索静脉曲张患者常合并腹股沟斜疝、睾丸鞘膜积液、精索鞘膜积液或交通性鞘膜积液等疾病，应予鉴别。在丝虫病流行地区，应考虑到由丝虫所致的精索淋巴管曲张，在血液中常能找到微丝蚴。由于结核病变或淋病也可以导致精索增粗及变硬改变，应予鉴别。

重度的精索静脉曲张在临床上显而易见，一般通过患者的主诉及局部体征，诊断并不困难。轻度的或亚临床精索静脉曲张（Subclinic varicoceles）诊断有一定困难，需要采用 Valslava's 试验（即让患者站立位，用力屏气使腹压增加，阻滞静脉回流，则可扪及曲张精索静脉），或选择性精索静脉造影、阴囊超声、Doppler 超声听诊仪测定，接触阴囊热像图和同位素阴囊血池扫描等检查以帮助明确诊断。目前临床上常用的是阴囊超声检查。

23. 传统的精索静脉曲张临床分级

目前临床对精索静脉曲张的诊断主要依据传统的精索静脉曲张临床分级方法。根据男科学分级诊断标准，临床上把精索静脉曲张分为三级：①Ⅰ级（轻度）：患者无不适感觉，医生在检查患者时，患者阴囊内精索静脉不易触摸，需用 valsalva's 试验检查后可摸到曲张精索静脉者。精索静脉内造影示造影剂精索内静脉内反流长度达 5 cm。②Ⅱ级（中度）：偶有睾丸坠垂感，但程度轻微且无明显疼痛，扪诊时极易触及曲张静脉，但肉眼外观看不到。③Ⅲ级（重度）：患者有明显睾丸下坠感，站久或运动后有明显疼痛，站立位能看到曲张静脉在阴囊皮肤凸现，如团状"蚯蚓"，扪诊阴囊内有明显粗大、曲张的静脉，静脉壁肥厚变硬，甚者睾丸萎缩、变小、变软。可以触及充盈、伸长、迂曲，如"蚯蚓状"的曲张静脉团或膨胀结节（图 12）。

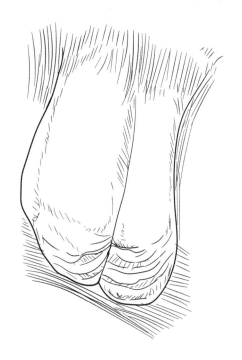

图 12　Ⅲ级（重度）左侧精索静脉曲张

有些学者将无症状的精索静脉曲张，并用 Vaslalva's 试验检查也为阴性者称为 0 级或亚临床精索静脉曲张，这个概念仍存在争议。

Vonew 等认为，亚临床精索静脉曲张是指在临床上摸不到曲张的静脉而用其他方法如静脉造影或多普勒技术在精索内静脉中见到回流。因此，又分为静脉造影性和多普勒超声法亚临床精索静脉曲张。这两者并不一定相同。有人认为这样分级太繁琐，易造成混乱。

睾丸的大小与质地是精索静脉曲张诊断的重要依据之一，精索静脉曲张愈明显，病史愈长，同侧睾丸愈小，同时睾丸的质地也软，提示曲精小管也有异常，这是睾丸功能不全的最早体征。正常睾丸容积的下限定为 15 mL，如低于此数，一般伴有精子形成的紊乱。

Dubin 认为，精索静脉曲张的睾丸容积平均为 I 级 18 mL，II 级 17 mL，III 级者小于 16 mL。实际国内人群的睾丸容积低于这些数值。

精索静脉曲张患者由于缺乏自觉症状常不能及时发现，少数患者在站立位时阴囊肿胀，阴囊大小不一，或者表面有"蚯蚓状"的曲张静脉，阴囊局部持续性或间歇性坠痛或钝痛，可向下腹部、腹股沟区或后腰部放射，劳累或久站后加重，平卧休息后症状可缓解或消失。

精索静脉曲张过去主要靠临床病史及阴囊触诊进行诊断，但其特异性较低，其精确性依赖检查医生的临床经验、患者的体型及阴囊的收缩状态等，缺乏准确、客观的统一指标。阴囊超声具有实时、高灵敏度、无创性等特点，不仅可观察其形态学的改变，了解声像图特征，检测其血流动力学的变化，同时可观察睾丸大小及其质地的变化，间接评估患者不育风险的高低，且客观性较强，重复性好，已被广泛用于临床精索静脉曲张的诊断，术前、术后评估及患者的随访。

根据多普勒超声检查的精索静脉曲张亚临床型：即医生行阴囊触诊和患者屏气增加腹压（Valsalva's 试验）时不能扪及曲张静脉，经彩色多普勒检查可发现轻微的精索静脉曲张。尤其适用于男性不育症或不明原因的睾丸或腹股沟区疼痛患者，检测时超声探头置于睾丸上方阴囊根部位置反复探测，Mcclure 等认为，阴囊内精索蔓状静脉有一条直径超过 ≥ 2 mm 即可确诊。

24. 阴囊超声诊断精索静脉曲张还没有统一的标准

目前，对于精索静脉曲张的超声检查仍有很多的争议，主要有精索静脉曲张的超声诊断及分级标准，超声是否能评估精索静脉曲张对男性生育能力的影响，超声提供的信息是否有助于临床对其适时进行干预等。

　　由于仅靠医生的手感而不能准确地诊断那些症状轻微的精索静脉曲张，人们欲求应用非侵入性手段科学地检查出精索静脉曲张，尤其是亚临床精素静脉曲张患者。1984 年 Tinga 等应用阴囊超声诊断 12 例亚临床精索静脉曲张。1986 年 Mcclure 等对 50 例男性不育症患者检查中发现 34 例（68%）有亚临床精索静脉曲张，其中双侧精索静脉曲张同时存在者占 70%。

　　1988 年马全福等报道，应用阴囊超声检查临床可触及的左侧精索静脉曲张患者，同时发现双侧精索静脉曲张占 40%。另以 50 例正常青年男性阴囊超声为对照组进行了研究。

　　检查方法：采用先进的超声诊断仪。患者取直立位或平卧位，正常呼吸，将阴茎覆盖并固定在下腹部，用一块毛巾托起阴囊，超声探头涂上耦合剂与阴囊皮肤直接接触，沿睾丸长轴方向轻轻转动睾丸，使精索血管在阴囊外侧面，置探头之下，从睾丸探测至阴囊根部，纵向、横向反复检查，记录睾丸的大小及回声均质性，测量睾丸容积（睾丸容积＝前后径 × 宽 × 长 ×0.523），并与查体所获得的数据进行比较（表 6）。观察阴囊及附睾是否正常，测量精索静脉的直径和数量与阴囊纵隔一同分析。

　　睾丸的形态随超声探头压迫的角度而改变，测量的数据与操作人员技术熟练程度有关。查体测量的数据比阴囊超声测出的数值偏大，因为前者没有去除睾丸周围的组织。50 例正常男性青年阴囊超声测量睾丸长径平均为 3.83 cm，宽径 2.46 cm，前后径 1.92 cm。70 例精索静脉曲张患者行超声测量睾丸长径平均 3.6 cm，宽 2.4 cm，前后径 1.90 cm。

超声横切时睾丸为圆形，纵切时为长圆形，轮廓清晰，边缘整齐光滑，内部回声均匀，睾丸内侧面与阴囊隔面相粘连。与对照组相比，睾丸正常大小者占 45%，左侧睾丸小者占 34%，右侧睾丸小者占 12%，双侧睾丸小者占 9%；患者的附睾未见异常。8 例少量睾丸鞘膜积液，计算所有被检者的睾丸容积（表 6）。

测量每位受检者双侧阴囊根部精索静脉，正常的精索显示出 2 ～ 3 条管状结构，一条是输精管，一条是精索动脉，一条是精索静脉。用 Doppler 超声可鉴别出精索动脉，体检时的手感可鉴别出输精管，50 例正常男性左侧精索静脉每条直径 2 mm 以下者 16 例（32%），另 34 例（68%）在 2 ～ 3 mm。右侧精索静脉每条直径 2 mm 以下者 10 例（20%），另 40 例（80%）在 2 ～ 3 mm。临床上已证实的精索静脉曲张病例，每侧精索静脉的数量多于 3 条，而且至少有 1 条直径 ≥ 3 mm。

表 6　睾丸容积（mL，X±SD）

	查体		超声	
	右睾	左睾	右睾	左睾
正常对照组	14±3	14±2	10±3	10±2
左侧精索静脉曲张	13±3	12±3	9±3	9±2
双侧精索静脉曲张	13±2	12±2	10±2	8±2

超声可以看到正常的精索蔓状静脉丛、精索静脉及阴囊隔区的静脉，直径正常为 3 mm 以下。左侧精索静脉曲张患者，阴囊超声检查均证实左侧精索静脉至少有一条直径在 4 ～ 7 mm。

由于患者在直立时精索充盈而容易检查，采用直立位行阴囊超声检查较为方便，探测范围较大，层次清断，而在睾丸上方置水囊方法操作不便，多次反射，影响图像观察。横断位时超声可显示出双侧睾丸及精索静脉曲张，阴囊静脉左右有分流。

超声发现，有精索静脉曲张的患者，每侧可以探及精索静脉 3 ～ 6 条。而在经腹股沟开放手术中发现每侧精索静脉 4 ～ 12 条，平均 6 ～ 8 条，与超声相比有显著差异（$P < 0.01$）。说明一些管径较细的精索静脉阴囊超声不能发现。

超声检查发现，精索静脉曲张的患者每侧最粗一条精索静脉直径 4 ～ 7 mm，而手术中在双人双目显微镜下，测量每侧最粗一条精索静脉直径 4 ～ 8 mm，与超声检查结果相比无显著差异（$P > 0.05$）。说明超声诊断精索蔓状静脉直径≥ 3 mm 的精索静脉曲张较为准确。

解剖学研究报道，我国正常成人睾丸长径平均 3.4 cm，宽径平均 3.32 cm，前后径平均 1.74 cm。Moclure 等报道，成人睾丸正常长径为 4.5 cm，宽径> 2.5 cm，前后径> 1.7 cm。

医生查体的手感和经验不能代替精密的仪器，尤其是提睾肌较发达或阴囊皮肤较厚者，阴囊触诊总不十分满意，天冷时阴囊收缩，触诊也不准确。阴囊超声可以作为诊断精索静脉曲张无创伤性、较准确的方法之一。因为超声能看得见睾丸及其周围结构，在男性原发性不育者中及单侧精索静脉曲张患者，建议应常规行阴囊超声检查。

超声检查可以实时观察精索静脉的形态，测量曲张精索静脉的内径。不少学者通过观察扭曲扩张的精索静脉，测量其最大内径，希望得到一临界值对精索静脉曲张作出诊断。这些数据仍存在争议。因为这与测量的位置、环境、设备和医生的经验等因素有关。

1986 年 McClure 等报道，应用阴囊超声在男性不育症患者中检出双侧亚临床精索静脉曲张，将精索静脉超声下测量直径≥ 2 mm 为诊断标准。1988 年马全福等采用站立位、直接法应用阴囊超声诊断双侧精索静脉曲张症，发现临床上已经证实的精索静脉曲张病例，至少有一条精索静脉直径≥ 3 mm。左侧精索静脉曲张的患者同时检查出双侧精索静脉曲张患病率，超声诊断为 40%。

McClure 等认为，高百分比的双侧精索静脉曲张症，可以解释以前认为单侧解剖的异常引起双侧睾丸功能不全的病理生理机制；也可以解释临床已经证实的单侧精索静脉曲张仅单侧手术，效果不理想，手术后复发率高的原因，以此改变我们临床的手术方式。杨晨认为，平静呼吸状态下，患者所有检测位点的静脉直径与精索静脉曲张具有相关性，其中站立位附睾头部位的静脉直径与精索静脉曲张临床等级的相关性较强（$r = 0.79$，$P < 0.012$）。

Valsalva's 检查期间，患者所有检测位点的静脉直径与精索静脉曲张具有相关性，其中站立位附睾头部位的静脉直径与精素静脉曲张临床等级的相关性最强（$r = 0.84$，$P < 0.005$）。基于站立位 Valsalva's 检查时附睾头静脉直径与静脉曲张临床等级相关性最强，此时的截止点精索静脉直径为 2.5 mm（敏感性55%，特异性84%）能区分健康者（0级）与Ⅰ级精索静脉曲张；静脉直径截止点为 3.05 mm（敏感性55%，特异性67%）可区分为Ⅰ级与Ⅱ级精索静脉曲张；静脉直径截止点为 3.65 mm（灵敏度80%，特异性67%）可区分Ⅱ级与Ⅲ级精索静脉曲张。精索静脉曲张患者彩色多普勒超声检查最好采用 Valsalva's 动作并进行站立位检测，而静脉直径的最优检测位点是站立位附睾头部位。

研究结果显示，在不同的检查条件下不同的检测位点，精索静脉曲张临床等级和静脉直径之间具有相关性。同时附睾头在 Valsalva's 动作期间，站立位检查时精索静脉直径与精索静脉曲张临床等级的相关性最强。使用彩色多普勒超声检测，区分Ⅰ级精索静脉曲张患者和正常受试者有很高的敏感性和特异性，而连续等级间（Ⅰ级与Ⅱ级，Ⅱ级与Ⅲ级）在最优截止点时表现出较低的敏感性和特异性。

Pilatz 等研究比较了不同临床等级精索静脉直径平均值，并得出在平静呼吸状态下＞ 2.95 mm 的截止值时，或 Valsalva's 动作期间平卧位检查在＞ 2.45 mm 截止值的静脉直径可以大概预测精索静脉曲张的临床等级。然而，他们只对精索静脉从中最大静脉的一个位点进行彩色多普勒超声检测，其研究结果 Valsalva's 动作期间平卧位检查中截止点为 2.95 mm（81%的敏感性，78%的特异性）。相比较而言，选择 2.25 mm 的静脉直径作为截止点时，Valsalva's 的动作站立位检测有更高的敏感性和特异性（88%的敏感性，84%的特异性）。

亚临床型精索静脉曲张，即站立位 Valsalva's 试验时不能触摸到曲张的精索静脉，但多普勒超声检测到反流的出现。然而正常的精索静脉在 Valsalva's 试验时也可出现反流，这就为亚临床型精索静脉曲张与生理性反流的鉴别带来困难。邱少东等提出，亚临床型精索静脉曲张的诊断标准为精索静脉内径≥ 0.18 cm 及 Valsalva's 试验有反流，而且反流持续时间≥ 0.8s。

超声检查可以实时观察精索静脉形态，测量曲张静脉内径、反流速度及反流时间等，为精索静脉曲张的诊断提供量化指标。然而，精索静脉的测量受检查者探头加压力度大小的影响，而同一条精索静脉在不同部位测量结果也存在差异；血液反流速度及反流的时间受患者体位和 Valsalva's 试验时动作等因素影响。因此，超声诊断精索静脉曲张还没有统一的标准，对其临床分级也存在较大分歧。

目前临床上常用的精索静脉曲张超声诊断标准是：根据临床症状及超声检查表现，将精索静脉曲张分为亚临床型精索静脉曲张，临床型精索静脉曲张 I 级、II 级、III 级。亚临床型精索静脉曲张，精索静脉曲张 I 级、II 级、III 级平静呼吸时精索静脉内径分别为 0.18 ～ 0.21 cm、0.22 ～ 0.27 cm、0.28 ～ 0.31 cm 和 0.31 cm 以上；而 Valsalva's 试验时探及的反流持续时间分别为 1 ～ 2 秒、2 ～ 4 秒、4 ～ 6 秒和 6 秒以上。

目前，评价睾丸体积大小的标准尚未统一。Sakamoto 等比较了 Prader 标准模型比拟法与超声测量 3 种公式（长 × 宽 × 高 ×0.523；长 × 宽 × 高 ×0.71；长 × 宽2×0.52）计算的结果，认为超声测量睾丸体积是目前最精确的方法，按长 × 宽 × 高 × 0.71 计算的睾丸体积更接近睾丸的实际体积。近年来，测量两侧睾丸体积差异 (testicular volume differential，TVD) 受到广泛关注，其中有两种计算方法：一种是计算两侧睾丸体积差的绝对值；另一种计算方式是 [（右侧睾丸体积－左侧睾丸体积）/ 右侧睾丸体积]×100%，后者应用更广泛。Patel 等观察了 3202 例不育患者，其中 22% 的患者两侧睾丸体积存在差异（＞ 4 mL）。34% 的患者存在精索静脉曲张。认为两侧睾丸体积差异≥ 15%～ 20% 是青少年精索静脉曲张手术的指征。

Korets 等报道，两侧睾丸体积差异≤ 15% 的青少年精索静脉曲张患者中，反流峰值流速＞30 cm/s者更有可能导致其睾丸持续发育不良。van Batavia等认为，青少年精索静脉曲张患者两侧睾丸体积差异≥15%且反流峰值速度≥38 cm/s者，睾丸会持续发育不良，不要再随访而应采取手术治疗。虽然目前对于反流峰值流速还没有一致认同的临界值标准，但也为超声在精索静脉曲张导致的不育患者的评估供提了可行的观察指标。

超声弹性成像技术是一种研究组织弹性的新的成像技术，其原理是通过外力使组织发生形变，不同硬度组织发生形变存在差异。超声弹性成像技术可客观反映精索静脉曲张对睾丸质地的影响，间接反映睾丸生精功能改变，可用于评估患者术后疗效。虽然目前有关睾丸超声弹性成像的文献报道较少，但也为临床评估精索静脉曲张患者的生育能力及预后提供了一条新的途径。

Camoglio等将睾丸硬度分为3级：Ⅰ级为正常睾丸，睾丸实质呈绿色，边缘呈蓝色，周边呈红色；Ⅱ级为轻度至中度质硬，睾丸实质中心呈蓝绿色相间，绿色为主，周边见到带状红色；Ⅲ级为重度质硬，睾丸实质呈蓝绿相间，蓝色为主。精索静脉曲张患者的睾丸硬度大于正常睾丸，睾丸发育不良者弹性成像显示为Ⅲ级。

在睾丸的检测中，超声弹性成像检查还不成熟，超声造影在精索静脉曲张中的应用也未见报道。虽然精索静脉曲张与男性不育密切相关，但并不是所有患者都引起不育，哪些患者需要治疗、何时进行手术干预仍然是难题，需要设计一个大样本长期随访的随机对照前瞻性临床试验，选择合适患者，对不同程度精索静脉曲张患者施行不同的手术方式，统一术后疗效评价标准，以利于手术前后比较，从而确定选择随访或手术所需要观察的指标及其临界值。

25. 精索静脉造影诊断临床上不典型的精索静脉曲张

1965 年 Ahlberg 首次报道精索静脉造影，主要用于诊断临床上不典型的精索静脉曲张，并作为隐睾症的术前定位。对于典型的精索静脉曲张患者，通过精索静脉造影可进一步了解病因、指导手术，也可同时栓塞治疗。

1981 年 Narayan 通过对 30 例男性不育症患者行双侧精索静脉造影，证实 81% 的患者合并有精索静脉曲张。因此，对所有找不到原因、无内分泌变化的不育症患者行精索静脉造影检查是不可缺少的项目之一。

精索内静脉造影的方法：患者取平卧位，在局麻下采用 Seldinger's 法，经皮做股静脉插管至上段精索静脉。插管成功的关键很大程度上取决于导管塑形是否合适，而塑形的依据是血管的解剖情况。由于大多数人的精索静脉解剖基本相似，故可以预先行导管塑形，以减少术中塑形耗时和反复插管的损伤。

研究发现，90% 的左侧精索内静脉开口与下腔静脉间距约 4 cm，与左肾静脉直径约 1 cm，三者之间呈直角相交；而 90% 的右侧精索静脉直接开口于下腔静脉前侧壁，两者以锐角相交。所以有人将 F6 ~ F7 导管，左侧塑成"丁"字形或将前端塑成两个直角弯曲，右侧塑成小钩型或为两个 150° 的弯曲，借助下腔静脉壁的压力，将导管推入精索静脉内。

对精索静脉曲张患者先行肾静脉造影，其目的在于观察肾静脉有无回流受阻及精索静脉反流情况。肾静脉造影每次用造影剂 20 mL。肾静脉造影后，将导管送入精索内静脉，头高 45° 以上，行精索内静脉造影，每次用造影剂 10 mL 左右。为了保护睾丸功能，阴囊部尽量少曝光，测量数据以毫米计算。

精索静脉造影的表现：

①证实静脉血回流。在精索静脉瓣膜功能不全时，均可见造影剂从左肾静脉回流至精索静脉直达蔓状静脉丛。

②测量精索静脉直径。在一组 127 例报道中，精索静脉直径随曲张的严重程度而增大，并发现左侧精索静脉曲张同时存在右侧精索静脉曲张 13 例。亚临床精索静脉曲张（0 度）：精索内静脉直径 3.61 mm。精索静脉曲张：轻度（Ⅰ级）5.36 mm；中度（Ⅱ级）5.83 mm；重度（Ⅲ级）7.93 mm。

精索静脉造影性左侧亚临床精索静脉曲张的发生率，各家的报道可达 20% ~ 50%。这一高百分比，一方面在于 X 线检查技术；另一方面在于临床触诊的结果。静脉造影证实精索静脉瓣膜功能不全，必须要见造影剂逆行性回流直达蔓状丛，这样才符合精索静脉曲张的病理生理相关性。另一观点是医源性精索静脉瓣膜功能不全，由于选择性精索静脉插管所致。Cohaire 等坚决反对这种方法，要求只有在造影过程中精索静脉近端有造影剂显示时才准施行。

26. 精液检查在精索静脉曲张诊断中的意义

无论是否伴有雄激素缺乏症状，都可以应用精液分析方法评估男性生育力。精液分析质量的好坏取决于精液的采集方式、地点、运用的分析方法等。精索静脉曲张是否已经引起睾丸组织的损害和可能由此而导致的不育，精液分析是重要的检查方法之一，目的是确诊。

精液由精浆和精子组成。精子产生于睾丸，精索静脉曲张严重者可影响精子生成。而精浆是由附睾、精囊腺、前列腺和尿道腺分泌物的混合液。

（1）采集精液的要求

①为了使精液分析结果具有可比性，患者采集精液必须禁欲3～7天，包括无遗精和手淫，最好在医院门诊内设 1 间环境适宜、有洗手盆、距离卫生间近的取精室。取精室内应该设有取精示意图、背景音乐、录像片等，提供适宜的取精氛围。

②最好由本人用手淫方法采集。收集每次射出的全部精液非常重要，人类精液的浓度为 1 g/mL，称重可以容易计算出精液体积的毫升数。

③盛精液的容器要干净、干燥。

④精液在 20 ～ 37℃下 1 小时内送检。

⑤最好将 3 次化验结果共同分析，得出的结果比较准确。

（2）精液的肉眼观察

①正常精液外观均匀、灰白色，通常室温下在 5 ～ 30 分钟，平均 20 分钟内精液完全液化，可以开始在显微镜下观察。如精液外观呈白色，提示精子浓度较高或精液中有白细胞；精液如淡黄偏深并存在脓臭味时提示可能存在感染；精液呈红褐色表明为血精。

②正常精液 pH 为 7.4 ～ 7.8。若 pH ＜ 7 或 pH ＞ 9，精子活力会受影响；如果马上测得精液 pH ＜ 7，可能表现为无精子症，提示附睾、输精管、精囊、射精管畸形或梗阻；如果精液 pH ＞ 8 可能提示感染。

③气味为特殊腥味。

④精液刚射出时为稠厚的胶冻状，液化后变为稀薄体。

⑤正常 1 次射精量 2 ～ 6 mL，平均 3.5 mL。少于 1.5 mL 或大于 8 mL 为不正常。

（3）精液的显微镜下检查

显微镜下主要观察精液中的聚集及凝集现象，精液中是否有白细胞和红细胞，以及精液浓度的稀释倍数。室内检测的温度在 20～24℃。正常精子分为头、体、尾三部分。在精索静脉曲张时可引起精子头部或体部的肿胀及缺陷。正常精子头部呈圆形，头部长 3～5 μm，体部长 7～8 μm，尾部长 4.5 μm。标准的精液分析报告包括 1 次射精的精子总数，活动精子的百分率，以及正常形态精子的百分率。

精子总数正常为（0.5～1.5）亿 /mL。活动度 60% 以上。畸形精子少于 20%。精液中的白细胞数量如多于 10 个 /100 个精子，就可以诊断为生殖道感染导致的不育。精液的免疫学检查如果超过 50% 的精子中存在 IgG 或 IgA 抗体，可能是免疫性不育。如果精液中白细胞高于 1 000 000/mL，或不伴随精液培养微生物显著增加，可以提示输精管系统或前列腺有感染病变（表 7）。

表 7　精液正常值与参考值下限

内容	推荐正常值（WHO1999）	参考值下限（WHO2009）
精液量（mL）	>2.0	1.5（1.4～1.7）
总活力（PR+NP，%）		40（38～42）
前向运动（a+b，PR，%）	>50	32（31～34）
存活率（%）	>50	58（55～63）
精子总数（1×10^6）	>40	39（33～46）
精子浓度（1×10^6）	>20	15（12-16）

续表

内容	推荐正常值（WHO1999）	参考值下限（WHO2009）
精子形态（正常形态%）		4（3-4）
pH	>7.2	>7.2
果糖（μmol/1次射精）	>13	>13
锌（μmol/1次射精）	>2.4	>2.4
白细胞（1×10^6）	<1	<1
混合抗球蛋白反应（%）	<50	<50
免疫珠试验（%）	<50	<50
中性a-葡萄糖苷酶(mU/L 1次射精)	>20	>20

（4）精索静脉曲张患者的精液特点

在 20 ～ 40 岁的正常男性，精索静脉曲张发病率为 8% ～ 20%，临床多表现为左侧，这种情况下往往合并精液不正常。1965 年，Macleos 发现部分精索静脉曲张患者，生育力低下。其精子的计数低，活动力降低，而不成熟的精子百分率增高。精液检查异常的患者，其中 25% 临床上摸不到精索静脉曲张，但精索静脉造影等检查证明有精索静脉瓣膜功能不全。

（5）精索静脉曲张造成睾丸组织的损害

睾丸具有产生精子和分泌男性激素的功能。睾丸表面被覆着一层浆膜，即睾丸鞘膜的脏层。在此膜下为白膜，白膜很厚，为致密结缔组织。睾丸的实质主要是许多弯曲的小管，称为曲细精管。曲细精管之间填充着少量疏松结缔组织，其中分布着睾丸间质细胞。

青春期后，在脑垂体促性腺激素的影响下，曲细精管开始生成精子。其发育的顺序是：精原细胞→初级精母细胞→次级精母细胞→精子细胞→精子。成人的曲细精管由多层上皮细胞组成，周围有一层薄的基膜。这些细胞分为发育的精细胞和支柱细胞（pillar cells）。精子位于曲细精管的腔面，常附于支柱细胞的顶端。支柱细胞起着支持和营养精子的作用。

睾丸间质细胞（Leyding's cells）分布于曲细精管之间的疏松结缔组织中，往往三五成群存在，细胞间有毛细血管。不少研究者用组织化学方法证实睾丸间质细胞分泌男性激素，而曲细精管的各级精细胞与男性激素分泌无关。如结扎输精管，阻断了精子的排出，而分泌男性激素的功能仍保持正常。精索静脉曲张可引起睾丸间质细胞的损害，使男性激素水平降低。

新生成的精子不能运动，形成后被动地排入附睾内暂时储存。排精时与附属腺（前列腺、精囊腺和尿道球腺）分泌的微碱性液体混合后才具有运动能力。

精子成熟需要两个半月，精子畸形率增高揭示患者睾丸中精子在不成熟时进入精液。因此，近来较少做睾丸活检而以精液检查代替，如检查出不成熟的精子可确定睾丸功能异常。一些不成熟的精子形状似白细胞，而致精液报告单误报有白细胞。可进行过氧化物酶染色来鉴别，中性白细胞过氧化物酶染色为阳性。近年来过分地谈到精索静脉曲张对睾丸的影响，但应知道精子活动力降低可因附睾功能不全所致，因为附睾的近段是精子成熟的部位，远端是储存精子的部位。有学者报道，精索静脉曲张手术后附睾功能可恢复正常。

根据立体理论研究分析，20 岁的男子，睾丸内含有 7 亿个睾丸间质细胞，即具有分泌类固醇激素功能的一种细胞。睾丸间质为睾丸间质细胞的分化、形成提供了专门的特异性内环境。睾丸间质细胞约占睾丸体积的 2%～ 37%。精索静脉曲张也会损伤睾丸间质细胞。

精索静脉曲张手术治疗后，可以改善精液的质量，若手术前血清睾酮降低，术后也会有提高，这一点也证明睾丸间质细胞受到了抑制。

从肾上腺静脉反流到睾丸静脉大量类固醇物质，对生精细胞有毒害。而单纯做精子检查不能确诊精索静脉曲张，仅能提示不育症，可作为精索静脉曲张手术的预后指标之一。自然受精是一个复杂的连续过程。精子是功能高度特性化的单个细胞，在时间和空间上以精确方式调节着父亲方的遗传信息转移到卵细胞的这个终极目标。精子细胞包括有不同的功能区域，精子功能的调控具有相似的区域化特征。在不育患者活动精子中观察到存在细胞小滴可能是男性不育的新信息。在不久的将来，随着越来越多有关精子知识的不断积累，人们将不断揭开各种精子转录的本质及意义。

手术治疗精索静脉曲张合并生育力低下的患者中，精子质量的改善率可达 50%，致孕率可达 30%，完全无精子者不易取得明显的效果，但却有成功的报道。应该指出的是，精索静脉曲张不可能都造成不育症。

（马丹丹　赵　鸿　整理）

27. 加强对强直性脊柱炎伴随精索静脉曲张的认识

（1）概述

强直性脊柱炎（ankylosing spondylitis，AS）是一种慢性进行性的炎症性脊柱关节炎，临床上除累及骶髂关节、脊柱、外周关节外经常伴有关节以外的表现，如虹膜睫状体炎、心脏瓣膜病变及传导障碍、肾脏损害、肺上叶纤维化与囊性变等。强直性脊柱炎多发于青年男性，年龄 20 ～ 31 岁，我国患病率为 0.3% 左右；男女发病比为 2 : 1 ～ 3 : 1；女性发病较缓慢而且病情较轻；90% 左右的强直性脊柱炎患者检查人类白细胞抗原（human leukocyte antigen，HLA）-B27 阳性，提示该病是一种与人类主要组织相容性复合体（major histocompatibility comples，MHC）一类分子异常相关的风湿免疫病。我国健康人的人类白细胞抗原阳性率为 2% ～ 7%。有研究发现人类白细胞抗原阳性患强直性脊柱炎的概率是阴性患者的 200 ～ 300 倍。

强直性脊柱炎的病因未明，最常见的早期主诉为下腰背晨僵和疼痛，骶髂关节和椎旁肌肉压痛为本病早期体征，随着病情发展可见腰椎前凸变平，脊柱各个方向活动受限，胸廓扩展范围缩小，颈椎后突。脊柱受累晚期的典型表现为"竹节样"改变。从流行病学调查发现，遗传和环境因素在本病的发病中发挥作用。

而精索静脉曲张是一种阴囊内精索静脉扩张迂曲的静脉血管病变，严重者可以导致男性不育症。近年来对强直性脊柱炎关节以外表现的认识不断提高，有研究者报道强直性脊柱炎发生精索静脉曲张的概率显著增加。这增加了强直性脊柱炎青年患者的不育症发病率，所以引起了人们的关注。但是这类报道极少，并没有引起风湿科、脊柱科和泌尿外科医生的重视。

（2）强直性脊柱炎并发精索静脉曲张的流行病学

中国台湾地区学者 Chiu 等根据台湾地区健保数据库的 3653 例精索静脉曲张患者的资料研究，剔除肾细胞癌、腹膜后恶性肿瘤、隐睾等继发性疾病，并将年龄、肾积水、疝气、痔疮、糖尿病、心血管疾病和高脂血症等因素校正后，在其中的 131 例强直性脊柱炎患者中，精索静脉曲张发病率较普通人群高 47%。Ozgocumen 等对强直性脊柱炎病例的对照研究发现，强直性脊柱炎伴随精索静脉曲张发病率为 33.3% ～ 52%，而对照组为 8% ～ 20%。对于原发性精索静脉曲张的相关因素，如静脉瓣膜功能障碍、关闭不全、精索静脉管壁组织结构异常及精索静脉解剖变异等，目前未有证据证明强直性脊柱炎并发的精索静脉曲张与之相关。

(3) 强直性脊柱炎并发精索静脉曲张的病因学

目前，强直性脊柱炎与精索静脉曲张的病因学均未完全阐明。理论上讲，凡是可以压迫到精索静脉的疾病或者导致精索静脉血流上行压力增高的疾病均可导致精索静脉曲张发病。两者的区别在于原发性者平卧后阴囊内曲张静脉可以消失，而继发性精索静脉曲张患者则系血液回流受阻，平卧后曲张静脉不消失或消失很慢。研究发现让患者站立，于平静和 Valsalva's 动作时分别测定精索静脉压力，发现 Valsalva's 动作时可以增加精索静脉曲张患者患侧精索静脉的压力，比正常组高约 20 mmHg。

Valsalva's 试验已经被临床医生或超声检查时广泛应用于检查患者是否患有亚临床精索静脉曲张。而强直性脊柱炎患者在炎症性腰背痛的情况下，经常频繁地重复 Valsalva's 动作以减轻疼痛，被认为可能是强直性脊柱炎并发精索静脉曲张的发病因素之一。有研究显示，慢性阻塞性肺疾病患者因为腹腔内压力增高导致精索静脉曲张发病率增高。而强直性脊柱炎患者因为疾病活动导致附着点炎症，随着病情进展可以导致胸廓活动受限，进而导致严重依赖腹式呼吸的腹腔压力增高，引起精索静脉回流受阻导致精索静脉曲张发病率增高。但是精索静脉曲张的发病仍不能除外与强直性脊柱炎患者自身免疫异常导致附着点炎症和局部免疫异常所致血管炎症因素相关。

另外，强直性脊柱炎患者多有低体质量指数，站立位是容易导致肠系膜上动脉与腹主动脉夹角变小而压迫肾静脉导致精索静脉压力增高。扩张的精索静脉血中一氧化氮水平是外周血中的 2 倍；而强直性脊柱炎患者血中一氧化氮水平和肿瘤坏死因子-α（tumor necrosis factor-α，TNF-α）表达均高于正常人群。强直性脊柱炎患者血中具有抑制一氧化氮产生的非对称二甲基精氨酸（asymmetric dimethylarginine，ADMA）水平增高，而应用治疗强直性脊柱炎的肿瘤坏死因子-α拮抗剂治疗后可以降低二甲基精氨酸和一氧化氮水平，进而对强直性脊柱炎患者血管内皮功能产生有益的影响。这提示肿瘤坏死因子-α、一氧化氮、二甲基精氨酸对精索静脉内皮功能产生一定影响，但是具体影响有多大，需要进一步研究。

强直性脊柱炎并发精索静脉曲张的研究不够深入，一方面与风湿免疫专业医生和泌尿外科医生对其关注不够有关；另一方面，医生容易将精索静脉曲张引起的疼痛误认为是强直性脊柱炎引起的盆腔疼痛。同时由于强直性脊柱炎患者应用大量非甾体抗炎药物使得患者阴囊内疼痛不适感觉难以显现。而多数强直性脊柱炎患者并没有精索静脉曲张可以引起不育的常识，所以发现不育就诊者一般较晚，这需要引起人们高度重视。

应该加强对强直性脊柱炎并发精索静脉曲张开始时间、如何发展、发病机理等深入研究。

胡桃夹综合征的研究进展

28. 胡桃夹综合征的概念

胡桃夹综合征（nutcracker syndrome, NCS），又称左肾静脉压迫综合征（left renal vein entrapment, LRVES），分为前胡桃夹综合征和后胡桃夹综合征。前胡桃夹综合征指左肾静脉（left renal vein, LRV）在汇入下腔静脉行程中，走行于肠系膜上动脉（superior mesenteric artery, SMA）与腹主动脉（abdominal aorta, AA）之间的夹角区域时受到机械性的挤压，进而导致远端压力增高，回流受阻，左肾瘀血，远端精索静脉扩张；后胡桃夹综合征指左肾静脉走行于腹主动脉与脊柱之间并受到两者挤压。

1971年，Chait等首先使用"胡桃夹"一词。胡桃夹综合征通常发生于体型瘦高的青少年，也见于成年人。儿童发病多为 7 ～ 13 岁，我国有学者报道该病发病率在正常儿童人群为 13.82%。

这两种胡桃夹综合征均可导致左肾血液回流受阻而引起临床症状。常见的症状有左侧腰痛、下腹胀痛、高血压、慢性疲劳综合征、血尿、蛋白尿、精索静脉重度曲张等症状。

儿童胡桃夹综合征临床症状不典型容易造成漏诊和误诊。非肾小球性血尿、体位性蛋白尿是常见原因，可能导致慢性肾功能损害、慢性贫血、影响生育等严重后果。胡桃夹综合征的诊断和治疗越来越受到临床医生的关注。

29. 胡桃夹综合征病理机制

左肾静脉穿过腹主动脉和肠系膜上动脉所形成的夹角汇入下腔静脉，大多数研究认为此夹角正常为 45°～ 60°，其间通常由腹膜、脂肪组织、淋巴结及神经纤维充填。肠系膜上动脉从腹主动脉起源处与左肾静脉有 2 ～ 4 cm 的距离，在左肾静脉水平肠系膜上动脉与腹主动脉之间有 0.6 ～ 2.6 cm 的距离，通常左肾静脉不易受到压迫（图 13）。

在解剖变异，体型瘦高、青春期快速生长、脊柱过伸、体位突然改变等情况下，该夹角变小，使左肾静脉机械受压，导致血液回流受阻，引起左肾静脉及相关属支压力增高，包括精索静脉因为压力增高引起扩张。继而出现血尿、蛋白尿、腰腹部疼痛等一系列临床症状。

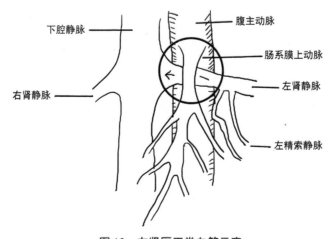

下腔静脉

腹主动脉

肠系膜上动脉

左肾静脉

右肾静脉

左精索静脉

图 13　左肾区正常血管示意

30. 胡桃夹综合征是重度和（或）继发性精索静脉曲张的常见原因

　　胡桃夹综合征，是临床上重度和（或）继发性精索静脉曲张的常见原因，是指左肾静脉在腹主动脉和肠系膜上动脉间受机械性挤压后肾静脉血液回流受阻引起的左肾静脉高压现象，临床上也称为胡桃夹现象。患者多表现为血尿及蛋白尿，伴或不伴精索静脉曲张。手术治疗目前主要有单纯精索静脉结扎，各种精索静脉分流或左肾动脉、左肾静脉分别与相应动脉、静脉下移吻合等术式，由于创伤等原因，效果尚存在争议。

青春期由于身体发育迅速而呈瘦高体型，椎体过度伸展压迫左肾静脉。直立活动时腹腔脏器因重力关系牵拉肠系膜上动脉等，可导致肠系膜上动脉与腹主动脉夹角变窄，左肾静脉在其间隙通过而受压，继而左肾静脉引流的生殖静脉丛、输尿管周围的静脉丛、肾上腺静脉瘀血、扩张，临床上出现左侧精索静脉曲张、血尿、慢性疲劳综合征、直立调节障碍等症状。胡桃夹综合征临床上常发生于青少年。

目前对于胡桃夹综合征的治疗，大多数学者倾向对于无症状血尿或年龄小于 18 岁的患者选择保守观察治疗。手术仅适用于 2 年以上观察或内科对症治疗后症状无明显缓解或加重、严重不缓解的疼痛或男性重度精索静脉曲张、出现严重并发症，如头晕、贫血和肾功能损害等。手术的目的主要是解除左肾静脉的压迫，恢复左肾静脉及其属支的正常血液回流。

31. 胡桃夹综合征的临床表现与诊断

胡桃夹综合征的诊断是排除性诊断，即典型的临床症状和辅助检查能够证明存在胡桃夹结构，同时排除其他能够引起相同症状的病因，如肿瘤、结石、结核、感染、畸形、变态反应和肾小球病变等。对于胡桃夹综合征的诊断目前没有一个统一的标准和共识，主要的诊断指标如下：

①血尿。血尿是本病最常见的表现，有报道称女性患者大多

数仅有血尿，而男性患者表现为血尿合并蛋白尿，既往认为血尿是由于左肾静脉受压后压力增高，与肾脏收集系统之间的薄壁隔膜破裂，发生异常交通所致。当左肾静脉与下腔静脉压力梯度大于 5 ～ 6 cmH$_2$O 时就出现血尿，患者表现多为肉眼血尿，也有不少患者为镜下血尿，但是检查尿红细胞形态为非肾小球源性（即尿中红细胞形态正常比例 > 90%）。

②蛋白尿。多为轻度或中度，多为体位性蛋白尿，是功能性蛋白尿最常见的原因。有文献报道，70% ～ 75% 的直立性蛋白尿是由胡桃夹综合征引起。有报道认为随着年龄的增长蛋白尿程度会加重。其机制可能是患者直立时，脊柱前突更加容易压迫左肾静脉，左肾静脉升高而导致肾脏瘀血，肾小球对蛋白质的过滤增高，并超过了肾小管的重吸收能力，而产生蛋白尿。而卧位是下腹部的肠管相对上移，肠系膜上动脉起始段与腹主动脉的夹角相对较大，肠系膜上动脉起始段对机械压迫相对较轻。同时心率减慢，心输出量减少，肾动脉的灌流减少，肾静脉的回流较直立时顺畅，而左肾静脉的回流得到改善。

③疼痛。患者表现为腰部和腹部疼痛，男性更容易出现，有研究显示，可能与肾静脉压力增高引起的血管炎和肾脏皮质小动脉收缩有关。

④浮肿。多为轻中度的局部和全身浮肿，可能与左肾静脉压力增高，肾小球滤过率降低，导致水潴留有关。

⑤乏力。乏力可能与蛋白丢失和肾上腺髓质充血，影响到中枢神经系统及交感神经有关。有一些患者出现慢性疲劳综合征。

⑥精索静脉曲张。这是由于左肾静脉回流受阻，压力增高，同样引起左侧精索静脉回流障碍，进一步发展可以导致严重精索静脉曲张。而女性胡桃夹综合征患者的卵巢静脉可以出现扩张、迂曲，使其盆腔静脉出现瘀血。

⑦化验尿液：尿中钙排泄量比正常（Ca/Cr < 0.20）。

⑧严重的患者行膀胱镜检查时可以发现左侧输尿管开口喷出血尿。

⑨肾脏活检正常或病变轻微。

⑩下腔静脉和左肾静脉测压证实左肾静脉回流障碍。左肾静脉与下腔静脉压力差在 5 cmH$_2$O 以上。

⑪腹部超声、CT 和 MRI 检查显示左肾静脉受压扩张。

⑫尽可能排除其他引起血尿的病因。

（张永青　林红兰　李燕宁　齐伟玲　整理）

32. 胡桃夹综合征的影像学检查

多数学者认为精索静脉造影是胡桃夹综合征诊断的"金标准"，但是因为其有创伤和辐射，无严重症状的胡桃夹综合征患者不推荐此项检查。

（1）超声对胡桃夹综合征的诊断价值

超声对胡桃夹综合征的诊断价值具有灵敏度高、无创伤、无放射线、可重复性高、价格低廉等优点，临床上经常作为首选。但是其诊断标准目前尚无统一定论。大多数学者认为在患者平卧位时，其左肾静脉靠近肾门最宽处的内径与肠系膜和腹主动脉夹角处内径的比值＞3.0。在患者站立位15分钟后其左肾静脉靠近肾门最宽处的内径与肠系膜和腹主动脉夹角处内径的比值＞5.2。

在患者平卧位时，其左肾静脉最窄处与最宽处血液峰值流速的比值大于4倍；在患者站立位15分钟后，其左肾静脉最窄处与最宽处血液峰值流速的比值＞6倍；后者也有报道＞5倍以上。

夏婷婷等报道10例胡桃夹综合征患者，年龄12～40岁，平均32岁。左肾静脉扩张部位近端处内径（平均7.62 mm），比左肾静脉受压处内径（平均1.66 mm）平均比率为4.59，内径明显增宽。左肾静脉扩张部位近端血流峰值流速（平均血流峰速101.52 cm/s）比左肾静脉受压处（平均血流峰速19.69 cm/s）平均比率为5.16，速度明显增快。

彩色多普勒超声表现：左肾静脉在受压处，血流明显变细，其远侧血流速度增快使彩色血流信号亮度增强，并出现五彩样血流。在扩张的左肾静脉血流信号对比右侧肾静脉较暗，呈暗红色，这与血流速度减慢有关，与左肾静脉因为体位改变受压狭窄有关。脉冲多普勒表现：左肾静脉扩张段血流速度突然减慢，频谱突然下降几乎回到基线。在收缩中期和晚期，血流速度逐渐加快，使左肾静脉远端血流速度达到最快。脊柱后伸 15 分钟后再测量，主动脉与肠系膜上动脉之间夹角变小，左肾静脉因为体位改变受压变狭窄，以及在受压前扩张也更加明显。

（2）胡桃夹综合征的 CT 诊断

进行腹腔 CT 增强扫描，选择静脉期进行冠状位及矢状位多平面重建。测量方法：选择静脉期横断面，测量左肾静脉在肠系膜上动脉与腹主动脉夹角前及夹角中的横径；静脉期矢状位多平面重建，测量肠系膜上动脉与腹主动脉的夹角、左肾静脉在夹角前及夹角中的面积。正常成人肠系膜上动脉与腹主动脉的夹角变化范围较大，有文献报道分别有 47.4°±18.3°、50.9°±25.4°、52.0°±24.0°、85.6°±10.5°、61.32°±22.82° 等；而胡桃夹综合征患者肠系膜上动脉与腹主动脉的夹角为 22.4°±7.16°、21.04°±4.0° 等。文献报道，胡桃夹综合征诊断标准为左肾静脉夹角前/中横径的平均值为 5.31±2.65、5.0±2.3、5.10±1.76 不等。

李春燕等认为，左肾静脉在肠系膜上动脉与腹主动脉的夹角处受压时，表现为横径变小，纵径变大。而左肾静脉压力与其截面面积的平方呈反比，理论上讲，左肾静脉截面面积的平方与左肾静脉压力呈反比，左肾静脉截面面积更直观地反映左肾静脉压力的变化。不同的病例左肾静脉倾斜角度不同，测量误差变化较大。总之，肠系膜上动脉与腹主动脉的夹角，左肾静脉横径比、面积比对胡桃夹综合征的 CT 诊断均有意义，而左肾静脉横径比的诊断价值最大。

（张 驰 陈 燕 整理）

33. 胡桃夹综合征的治疗原则

（1）保守治疗

对于大部分胡桃夹综合征患者进行健康指导及保守治疗，预后良好。一般认为，对于临床表现不是较重的患者，仅有镜下或间断轻微血尿者，应该暂时安静休息，加强营养指导，有蛋白尿者口服小剂量卡托普利扩张肾脏血管，口服双嘧达莫抗凝，随着体格的增长，腹腔内的脂肪也在增加，侧支循环形成，左肾静脉受压可以得到缓解。在行肾脏穿刺活检后仍反复出现肉眼血尿伴随贫血、严重腰痛、肾脏功能损害，保守治疗 2 年后无效或症状加重者，需要考虑外科手术治疗。

（2）开放手术

外科治疗常用的手术方式有左肾静脉下移与下腔静脉端侧吻合术、肠系膜上动脉上移位术、左肾固定术、左肾动静脉与髂外动静脉吻合的自体肾移植术等开放手术，以及左精索内静脉与下腔静脉端侧吻合术和精索静脉转流术等。

对于胡桃夹综合征合并精索静脉曲张的治疗，大多数泌尿外科医生认为单纯精索静脉曲张高位结扎可能在术后增加左肾静脉压力，继而导致或加重血尿和其他胡桃夹综合征相关症状；同时其术后精索静脉曲张的复发率高。

目前已有报道将精索静脉与大隐静脉及其属支转流术以减少左肾静脉回流量，降低左肾静脉压力，术后效果良好，但精索静脉与大隐静脉吻合需要采用双切口方法，创伤较大。最近亦有报道，精索静脉与腹壁下静脉分流术治疗胡桃夹综合征合并精索静脉曲张导致男性不育患者，效果良好，手术风险小，但病例少。

（3）腹腔镜下手术和介入治疗

近年来开展了经腹腔镜肾静脉外血管支架植入，以及左肾静脉内支架置入等微创手术。由于这些术式存在手术创伤大、并发症多及远期疗效待观察，仅应用于严重血尿、蛋白尿等极少数患者。

随着科技的发展，医生对胡桃夹综合征的诊断并不困难，腔内介入治疗已经成为治疗的有效方法（见精索静脉曲张介入栓塞术部分内容）。但是手术失败及手术后并发症的问题仍然没有得到完全解决。

（贾永中 朱宏建 王 华 谭骐明 整理）

精索静脉曲张的治疗进展

34. 精索静脉曲张手术治疗的原理与概况

精索静脉曲张手术治疗的原理是以精索静脉曲张的病理生理改变为基础，将曲张的精索内静脉进行结扎，可有效阻断静脉血液反流，避免肾和肾上腺毒性物质对睾丸的进一步损伤，同时睾丸和附睾的静脉血通过提睾肌静脉和输精管静脉等侧支循环路径回流，解除了精索静脉血流淤滞状态，纠正了睾丸代谢紊乱，使精子生长发育环境改善，精子质量得以好转，阴囊坠胀不适也得到缓解。

精索静脉结扎术的主要手术方式包括：传统的开放直视下手术、显微镜下手术和腹腔镜下手术三种。开放直视下手术的术后复发率及并发症的发生率较高，精子质量改善情况与其他两种术式相比较差。随着微创技术的成熟，以及微创理念的推广，微创外科手术治疗精索静脉曲张取得了巨大的进步。

1949 年 Palomo 开展了精索血管结扎术治疗精索静脉曲张，手术效果良好。为减轻腹部的手术瘢痕，手术方法也由经腹股沟开放手术，渐渐发展到 2000 年以后的腹腔镜辅助下 Palomo 术，2005 年以后腹腔镜手术由经典三孔法，渐渐发展为二孔法腹腔镜手术或经脐单孔三通道腹腔镜手术，所有这些手术方法的改进，目的是减轻患者术后腹部瘢痕和尽可能美观的切口。

1959 年 Ivanissevich 首先提出了经腹股沟精索内静脉高位结扎的开放手术，即精索静脉结扎的同时保留睾丸动脉的方法。Gonzalez 在 Ivanissevich 的基础上，进行一系列的改进，更容易到达腹膜后的精索。这两种手术因对精索内静脉选择性较差，常伤及淋巴管、精索内动脉等，导致并发症较多且复发率高。后来的研究者们在此基础上，进行了一系列的改进，逐渐形成了外环下腹股沟内，经腹股沟、腹膜后高位结扎术（Palomo 术）和腹膜后保留动脉的精索静脉高位结扎术（改良 Palomo 术）。改良 Palomo 术仅结扎精索内静脉，减少了淋巴回流障碍和睾丸鞘膜积液的发生，减少了睾丸萎缩等并发症的发生。

35. 精索静脉曲张手术治疗的适应证与禁忌证

（1）精索静脉曲张手术治疗的适应证

《EAD 男性不育症指南（2017 年版）》对手术时机的选择

做了界定，男性精索静脉曲张伴不育持续时间超过 2 年或不明原因不育的临床型精索静脉曲张患者需进行手术治疗，但对于亚临床型精索静脉曲张，不建议手术治疗。中华医学会泌尿外科学分会指南则推荐精索静脉曲张导致睾丸体积明显缩小，非梗阻性少精症，或合并前列腺炎等继发疾病时，有严重症状，经保守治疗无效，或有生育要求时可行手术治疗。

（2）精索内静脉血液反流峰值流速

多普勒超声可以检测精索静脉内血液反流、反流峰值速度及反流时间，并以此为基础对精索静脉曲张进行诊断和分级。有研究者指出，精索静脉曲张患者精索内静脉血液反流峰值（PRF）流速可以作为睾丸损伤的早期迹象，可以作为判定精索静脉曲张需要治疗或是随访观察的重要参考指标。当精索内静脉血液反流峰值＞38 cm/s，睾丸萎缩发生更早且预后也更差，因此有学者提出当精索内静脉血液反流峰值＞38 cm/s，睾丸萎缩指数达到15％而非20％时就应当积极手术治疗精索静脉曲张，而不是继续临床观察。

虽然目前对于反流峰值速度还没有一致认同的临界值标准，但是为超声在精索静脉不育患者的评估提供了可行的观察指标。仍需要对睾丸的供血动脉及精索静脉的血流动力学进行大量的临床研究，使多普勒超声更好地应用于精索静脉曲张的诊断和评估其生育能力及预后。

（3）性激素水平测定

有研究提出，在部分精索静脉曲张患者中会出现性腺功能减退等内分泌的紊乱，但是尚未达成共识，部分研究表明术后患者的睾酮水平有一定程度的上升，受促性腺素释放激素调控的卵泡刺激素反应性增加，性腺功能减退症可能成为成人患者的手术指征。对于不育症合并精索静脉曲张患者是否需要手术治疗一直存在争议。近年来，一些 Meta 分析也显示，无论选择何种手术方式，精索静脉结扎都可以明显改善精液质量。因此，目前各主流泌尿外科学分会都推荐对合并精液质量异常和临床型精索静脉曲张的男性不育症患者应该进行手术。目前多数学者认为，显微镜下精索静脉结扎术是精索静脉曲张的首选方法。

（4）成人型精索静脉曲张手术指征

精索静脉曲张引起的症状对日常生活造成影响或者经保守治疗后症状未得到缓解者；精液质量异常并伴不育症患者；Ⅱ度或Ⅲ度精索静脉曲张，血清睾酮水平明显下降，排除其他疾病所致。

（5）青少年型精索静脉曲张手术指征

Ⅱ度或Ⅲ度精索静脉曲张；患侧睾丸体积明显减小；相关症状较重；双侧精索静脉曲张。

（6）青少年精索静脉曲张的手术治疗

对青少年精索静脉曲张患者的处理一直存有争议。最近的研究调查了美国小儿泌尿外科医生对于精索静脉曲张患者的处理过程。如果确定双侧睾丸存在显著差异，32%的小儿泌尿科医生建议立即行介入手术，59%的医生建议重复测量 6～12 个月；当确定没有体积差时，37%的医生认为患者无需随访，23%的医生建议患者就诊于不孕不育专科，31%的医生认为应该评估精液分析；有趣的是 57%的医生从未送检过患者的精液。Pastuszak 等调查了其他协会的小儿泌尿科医生，大部分受访医生实施手术是因为患侧睾丸萎缩，而有些则是仅仅根据精索静脉曲张分级。只有 39%的医生选择手术是因为精液参数的改变，并且 89%的医生不知道手术后患者未来的生育状况。不幸的是这两项调查依从性都不高（28%～54%），最终的治疗模式无法达成共识。

美国泌尿外科协会男性不育最佳决策委员会和美国生殖医学学会实践委员会给出四项纳入标准，但是均为成人适用。青少年精索静脉曲张修复术应存在客观的睾丸体积减小时才考虑，没有客观的睾丸萎缩证据时应坚持每年随诊精液分析或者超声监测加速睾丸损伤的早期迹象，尤其是精索静脉血液反流峰值速度的比值有增大变化时。

（7）欧洲泌尿外科协会关于精索静脉曲张的指南

欧洲泌尿外科协会近期对于精索静脉曲张发布了类似的指南，其对象包含了青少年群体：临床检查证实存在睾丸发育异常的精索静脉曲张患者；精液分析正常的不育症患者或无临床症状的精索静脉曲张患者不需要外科治疗；对于有临床症状的精索静脉曲张、精子减少症、不育超过 2 年的患者或其他原因无法解释的不育症患者，方才考虑精索静脉曲张修复术。

（8）精索静脉曲张手术禁忌证

绝对禁忌证：有广泛性腹膜炎、肠梗阻、腹壁感染和凝血机制障碍等。相对禁忌证：腹腔或盆腔有手术史、呼吸和循环系统有严重疾病、严重脑血管疾病、脐疝等。

（9）精索静脉曲张手术的并发症

精索静脉曲张手术的并发症主要与淋巴管、精索内动脉、输精管动脉、局部神经损伤及精索内静脉变异致结扎不彻底相关。

主要并发症有阴囊水肿、睾丸鞘膜积液、患侧睾丸萎缩、神经损伤、局部麻木或疼痛较术前加重、附睾的急性炎性反应等。

术中解剖层次分明，分离仔细，动作轻柔避免过度牵拉可以减少并发症的发生。

36. 显微精索静脉结扎术是治疗精索静脉曲张的首选方法

（1）显微精索静脉结扎术的优点

显微精索静脉结扎术（microsurgical varicocelectomy，MV）能够显著改善精索静脉曲张不育症患者的精液质量，提高妊娠率，对严重少精、弱精子症或非梗阻性无精子症患者的精液质量也有改善作用，目前已经成为治疗精索静脉曲张的"金标准"，所以多数学者认为显微精索静脉结扎术是治疗精索静脉曲张的首选方法。

显微镜（×10倍）下精索静脉曲张结扎术目前已基本被广大泌尿外科、男科医生所接受并推广。显微外科手术治疗精索静脉曲张具有并发症少、复发率低、创伤小等优点。尤其是对精索静脉曲张性不育症患者。王万荣等报道外环下显微精索静脉结扎术（microsurgical subinguinal varicocelectomy，MSV）的手术经验。分析528例精索静脉曲张患者的临床资料，所有患者顺利完成手术，单侧手术时间（48.1±5.1）分钟，双侧手术时间（88.2±4.8）分钟。488例获得随访的患者中，术后阴囊水肿10例（2.01%），附睾炎3例（0.61%），精索静脉曲张复发5例（1.02%），无睾丸鞘膜积液与睾丸萎缩等情况发生。显微精索静脉结扎术术后疼痛较少，恢复快，是精索静脉曲张理想的手术方式。熟悉外环下精索显微解剖，遵循手术操作原则，利用手术技巧，就能够顺利完成外环下显微精索静脉结扎术。

有研究显示，显微镜下的精索静脉结扎术后仍有2.6%～2.8%的复发率，0～1.4%的睾丸萎缩和1.4%～2.8%的阴囊水肿发生率。精索静脉曲张复发主要与精索静脉侧支漏扎有关，睾丸萎缩主要与误扎动脉导致睾丸血供不足有关，而阴囊水肿的发生主要与术中误扎或损伤淋巴管有关。

标准的腹股沟下水平处的显微镜下精索静脉结扎术有 3 个手术区域，在提睾肌／输精管区域结扎提睾肌静脉，保护输精管及其伴行的动脉、静脉、淋巴管和生殖股神经的分支；在精索内需要结扎精索内静脉，保护精索内动脉，以及淋巴管；在睾丸表面需要剥脱曲张的静脉并结扎曲张的引带静脉，术后睾丸和附睾的静脉回流完全依靠输精管静脉。

为了达到上述要求，需要术者充分掌握精索相关解剖，以往国外的研究表明，精索脉管在腹股沟管下水平处的变异较大，比如：精索内静脉数目在 0～21 条，精索外静脉在 0～13 条，精索内动脉数目为 1 条或 2 条；但有研究者手术中观察发现，患者的精索外静脉 0～7 条，精索内动脉数 1～8 条不等。

（2）应用显微外科技术行精索静脉结扎手术方法

取左侧腹股沟外环口下方 1 cm 沿皮纹长约 2.5 cm 切口，逐层切开皮肤、皮下组织及浅、深筋膜，沿精索周围游离，用无损伤钳钳夹精索，拉出精索，精索下方垫以乳胶橡皮片，按三层法分离精索，推入手术显微镜，在 16 倍显微镜下纵行切开精索外筋膜，用乳胶指套将精索内层与精索外层隔离，在提睾肌层寻找动脉、静脉及淋巴管并观察记录其数目，分别套线保护动脉、淋巴管，游离静脉后用 5-0 丝线双重结扎精索静脉后将其剪断。直径小于 1 mm 的细小静脉予以双极电凝。

切开精索内筋膜，在输精管与精索静脉层其他组织之间开窗，并用乳胶指套将输精管及其血管与精索静脉层隔离。

在输精管层内寻找输精管动脉、静脉及淋巴管并观察记录其数目，保留输精管动脉、淋巴管，并行有 2 条或 2 条以上输精管静脉时，保留 1 条输精管静脉。最后还纳精索，彻底止血，清点手术器械及纱布数目无误，逐层间断缝合精索内外筋膜、皮下筋膜及皮肤，无菌纱布敷料覆盖。

对于同时患有双侧精索静脉曲张患者，用同样方法处理右侧精索。

在外环口，通过显微镜可以清楚地辨认动脉、静脉、淋巴管，并可以辨别哪些静脉是曲张的，显微镜下外环口精索静脉曲张结扎术，可以使术后复发率降到非常低的水平，并大大降低了术后阴囊水肿、睾丸萎缩的发生率，提高了手术成功率和术后生育力。并由于切口低，不需要切开腹外斜肌腱膜和肌肉层，疼痛轻微、局麻能较好耐受、术后恢复快等诸多优点，在欧美已逐渐成为主流手术方式。

俞能旺等研究表明，显微镜外环下精索静脉结扎术，手术后睾丸鞘膜积液发生率为 0.6%、精索静脉曲张复发率为 0.8%、自然受孕率为 42.8%，显著优于其他手术方式。循证医学证据表明，显微镜下外环口精索静脉曲张结扎术对致孕率的改善是其他手术方式的 2 ～ 3 倍。精索静脉曲张结扎术能改善 2/3 精索静脉曲张所引起的睾酮降低。其他手术方式术后复发的精索静脉曲张，更是显微镜下外环口精索静脉曲张结扎术的良好适应证。熟练的显微外科医生，完成手术的平均时间在 50 分钟左右。

基于显微镜下外环口精索静脉曲张结扎术的这些优点，欧美泌尿、生殖学界越来越多的专家把这种手术方法作为精索静脉曲张治疗的"金标准"。但目前尚未有一致的结论来评价显微外科技术的优越性。

精索血管与精索静脉曲张程度之间存在血管数量的相关性，特别是Ⅱ度精索静脉曲张并伴有多条精索内动脉的患者往往具有更多的精索内静脉和淋巴管，这类患者手术中在保护精索内动脉的同时应更加注意尽可能将曲张的精索内静脉结扎完全并保护淋巴管，以防止复发和术后其他并发症。

文献中有不少术中因睾丸动脉结扎而导致睾丸萎缩现象的报道。唐松林等发现术中损伤睾丸动脉术后出现附睾炎的概率明显增加，可能与结扎了睾丸动脉后睾丸及附睾缺血、缺氧后出现暂时性炎症反应，以及组织缺血缺氧后局部抵抗力下降，通过输精管逆行感染而产生附睾炎有关。可见术后充足的睾丸供血对睾丸的功能具有重要保护作用。显微镜下术中一般可见到比较明显波动的精索内动脉为 1～3 支，确认动脉位置，以及将动脉成功保留是术中的关键。

解剖精索血管时先要解剖动脉搏动处，将动脉分离出来。在整个外环下显微精索静脉结扎术的手术中，一定要在 1 ～ 1.5 cm 长的同一平面内操作，以避免损伤 U 型走行的动脉和反复结扎精索内静脉而增加手术时间。

辨别精索动脉的方法有：

①看搏动：辨别精索动脉的金标准是见到动脉搏动，动脉搏动具有节段性。要避免由于搏动传导原因而将静脉误认为动脉，可将邻近两血管分离后带线牵开再看搏动情况。

②看颜色：遇到发红的血管一定要考虑可能是动脉。

③看分支：在外环下水平动脉发出分支少见，相反，静脉反复分支很常见，但发红的 2 个血管分支要考虑可能是动脉。

④检查搏动：在显微镜放大 25 倍下检查动脉搏动情况。

⑤冲水观察：水的波动可以放大动脉搏动。动脉搏动不明显时通过冲水观察水的轻微波动而判断动脉搏动所在。

⑥使用罂粟碱：疑为动脉痉挛所致的搏动消失可局部使用罂粟碱或 1% 利多卡因。

⑦使用显微持针器：可疑动脉时用显微持针器的尖端抬起该血管直至完全阻断，然后缓慢下降直到仅搏动的血流闪烁出现在持针器上。将可疑动脉游离 1.5 cm 以上时，使用该方法可能更容易判断是否为动脉。

⑧提高血压：如果将患者血压在日常血压基础上提高 10 ～ 20 mmHg 时，则在所有手术中均可确认至少 1 条动脉。

⑨借助显微外科技术：可以借助显微手术用多普勒辨识动脉。

由于动脉很容易在受到机械刺激后痉挛，所以一旦分离出睾丸动脉，最好使用纱布上的显影线进行标记保护。充分的睾丸血供是改善精子质量的前提，要建立睾丸动脉系统的整体保护观念，不能仅关注了睾丸动脉而忽视对输精管动脉、精索外动脉的保护。外环下水平可能存在多条睾丸动脉，术中不能满足于找到1条睾丸动脉。50%病例的睾丸动脉和大静脉下面有粘连。当没有明显动脉搏动时，从最大静脉开始仔细解剖精索。当动脉被连成网状的静脉紧密包绕时，首先将动静脉血管束完整游离出来，然后在浅面从各个方向分离、结扎明确的静脉，由表及里结扎静脉后就容易将动脉游离出来。

睾丸动脉31%～88%病例在腹股沟管内发出分支。在外环下水平的睾丸动脉1条者50.4%，2条者41.2%，3条者7.5%，4条者0.5%。睾丸动脉直径＜1 mm者占4.3%（13/300例），≥1 mm且＜1.5 mm者占95.7%（287/300例）。95%睾丸动脉被密集的黏附静脉包绕。

在腹股沟显微精索静脉结扎术未发现精索外动脉，而在外环下显微精索静脉结扎术中55%（46/84侧）有1条或多条精索外动脉。有报道精索外动脉0条者占35.2%，1条者占53.9%，2条者占97%，3条者占1.2%，平均（0.8±0.7）条。在一组72

例（120侧）外环下显微精索静脉结扎术手术中发现，平均睾丸动脉直径为1.0 mm。有1条输精管动脉者占97.5%（117/120侧），输精管动脉平均直径0.6 mm。精索外动脉有1条者为55.0%（66/120侧），有2条者为30.8%（37/120侧），有3条者为14.2%（5/120侧），精索外动脉的直径为0.1～1.5 mm。

精索静脉曲张手术治疗目的是截断静脉血向睾丸的反流。精索内的所有静脉，除了输精管静脉之外都要结扎。保留输精管静脉提供静脉回流。输精管总有两组血管伴行，如果增粗的输精管静脉直径大于3 mm也要与输精管动脉分离后结扎。只要一组输精管静脉未受损，静脉回流就足够。94%（79/84侧）可以清楚看见淋巴管，淋巴管数量变异较大，每侧1～9条。

外环下平均每侧结扎11.1条精索内静脉，最大精索内静脉直径为4.4 mm。在外环水平，每侧精索外静脉平均是5.4条，89.3%（75/84侧）有小的精索外静脉（≤2 mm）、91.7%（77/84侧）有中等精索外静脉（2～5 mm）、仅4.8%（4/84侧）有大的精索外静脉（≥5 mm），每侧平均有小精索外静脉4.2条，几乎是中等精索外静脉数量（1.1条）的4倍。

引流鞘膜的引带静脉起自睾丸下极的精索内静脉、精索外静脉、输精管静脉的会合处（venous junction），然后注入阴囊后静脉，直径＜2 mm的引带静脉平均1.3条，直径＞2 mm的引带静脉平均0.4条。精索静脉蔓状血管丛中绝大多数包绕一根较

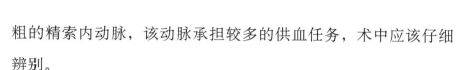

粗的精索内动脉，该动脉承担较多的供血任务，术中应该仔细辨别。

在是否保留淋巴管方面，多数学者认为淋巴管的保留是术后减少阴囊水肿或鞘膜积液的关键。淋巴管镜下呈乳白色、透明，并有不连续膨大管道，腹腔镜手术容易损伤与静脉伴行的淋巴管，既往开放手术直接将所有淋巴管进行结扎，从而导致淋巴液外渗，引起阴囊积液，严重者形成睾丸鞘膜积液。

保护提睾肌的措施有：

①不要用电凝或电刀切开提睾肌，同时还可以避免损伤提睾肌动脉。

②提睾肌走行多为纵行，但是每位患者可能都有斜行或几乎呈横行走向的提睾肌。此时剪刀剪开膜状物后用小弯钳钝性分开提睾肌，这样不至于切断提睾肌。

③手术结束后缝合精索外筋膜和提睾肌时要从一端缝起，而不要从中间缝起，这样能够保持解剖层次清楚，看清提睾肌层次，缝合准确。

显微镜放大手术视野使得精索静脉的属支及睾丸引带周边静脉结扎更加彻底充分，同时术中保留睾丸动脉和淋巴管，更好地保护睾丸的循环血供，促进生精功能改善和恢复，是否对不育症精索静脉曲张患者保留睾丸动脉及淋巴管仍有争论，需进一步研究证明。

综上所述，显微镜下静脉结扎术在改善精液质量上有更好效果，已经成为精索静脉曲张手术治疗的"金标准"，而且所需显微镜设备的应用与手术技能的学习比较容易掌握，患者花费较少。而单孔腹腔镜手术创伤小，手术时间短，术后恢复快，围手术期间并发症少，对精索静脉曲张患者的治疗也是一个不错的选择。

37. 腹腔镜技术治疗精索静脉曲张的应用与创新

（1）腹腔镜技术历史回顾

1805 年，Bozzini 试图在烛光下用简单的管子来观察一位女性的子宫。1843 年，被称为内窥镜之父的 Desormeauxa 发明了内窥镜。在此基础上，其他学者发明了耳镜、尿道镜、膀胱镜等。1901 年，Relling 首次在犬身上用空气造成气腹，再用膀胱镜观察腹腔内的脏器。1911 年，Beruheim 在普通照明下用直肠镜观察腹腔。20 世纪 80 年代后期，国外报告应用腹腔镜切除胆囊。我国于 1991 年也引进这一技术。

1990 年国外将腹腔镜应用于泌尿外科。1991 年 Sanchez 等第一次实施了腹腔镜下精索静脉结扎术。1992 年 Hagood 报道经腹腔镜行精索静脉结扎术 10 例（6 例单侧，4 例双侧）。1992 年那彦群等在国内首先报道经腹腔镜行左侧精索静脉曲张高位结扎 2 例。当时国内外均采用全麻下四孔法或三孔法完成手术。1993

年马全福等首次应用腹腔镜两孔法行双侧精索静脉结扎术 8 例，其中 7 例行硬膜外麻醉，另 1 例行气管插管全麻，效果满意。之后，这种术式在临床工作中被泌尿外科医生广泛应用并且不断创新。

以尽可能小的创伤和美观的切口完成手术是每位外科医生的追求和患者的愿望，因此两孔法和单孔法腹腔镜手术是微创外科手术学自然发展的结果。通过两孔或单一切口将单孔通道套管安全有效地置入腹腔器械是手术成功的基础。

早在 1969 年，Wheeless 等首先报道了经脐单孔腹腔镜输卵管结扎术。20 世纪 90 年代后开始应用于阑尾切除术及疝修补术等。2007 年 Rane 等首次报道了 R-port 单孔腹腔镜手术，成功实施了 1 例单纯肾切除，开创了单孔技术应用于泌尿外科领域。

2009 年孙颖浩等报道经脐单孔多通道腹腔镜下肾切除 3 例，此后，单孔腹腔镜技术受到了国内外学者广泛关注。据统计，此技术在国内泌尿外科主要用于精索静脉结扎术（33.6%）和肾囊肿去顶减压术（22.8%）。以非重建手术治疗泌尿系良性病变为主要适应证。

单孔腹腔镜技术在精索静脉曲张中的应用使手术更加微创化；手术中，保留精索内睾丸动脉和淋巴管符合精准医学理念。好的通道套管及正确置入技术是手术成功的关键，但是需要更多的自主创新和规范科研工作，需要更多优化设计的前瞻性多中心研究，以更好的评价腹腔镜技术在泌尿外科手术中的应用价值。

2008 年国际相关学组专家共同商讨认定单孔腹腔镜手术（Laparoendoscopic Single-site Surgery，LESS）统一命名，以规范用词和促进学术交流。

（2）两孔法腹腔镜下精索静脉高位结扎术

自从 1993 年马全福等首次应用腹腔镜两孔法行双侧精索静脉结扎术以来，两孔法腹腔镜已经在泌尿外科广泛应用并不断得到改进和创新。覃斌等研究两孔法腹腔镜下手助丝线行精索静脉高位结扎术，报道 25 例 32 侧，其中 2 例应用气管插管全麻，23 例应用连续硬膜外麻醉，头低脚高 15°～ 20°位置，左侧精索静脉曲张者，取右低左斜高 15°～ 20°位置，右侧反之。于脐部下缘作一弧形切口长 1 cm，切开皮肤，皮下直达腹膜，提起并切开腹膜，直视下放置 1 cm 套管（trocar），并插入 0°腹腔镜，注入 CO_2 建立人工气腹，腹腔内压力 10 ～ 12 mmHg，接着在下腹正中距耻骨联合 2.3 cm 作一 0.5 cm 切口，在电视系统监察下直接插入 0.5 cm 套管，建立工作通道。

探查腹腔，在内环近侧观察患侧精索走向并牵拉同侧睾丸证实，自工作通道插入操作钳，距精索静脉与输精管分叉近端 2 cm 处，平行患侧精索静脉剪开后腹膜 1.5 cm，游离精索，用操作钳持夹 7 号丝线一端自工作通道引入腹腔，丝线另一端留置于腹腔外，腹腔内丝线穿过游离的精索下面到达对侧并绕成可打结的线

环，应用操作钳夹持腹腔内的丝线端，用手牵拉腹腔外侧端的丝
线，结扎精索静脉，同法结扎第 2、第 3 个线结，每侧精索静脉
均作双重结扎（图 14 至图 16）。

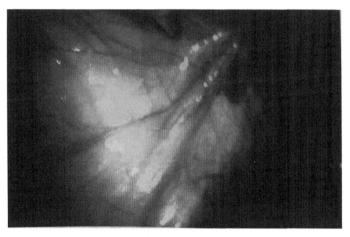

图 14　腹腔镜下精索内静脉

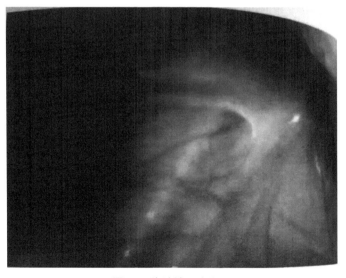

图 15　腹腔镜下内环口

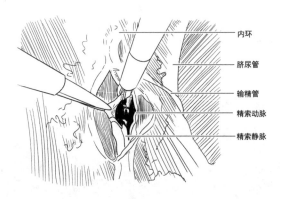

内环
脐尿管
输精管
精索动脉
精索静脉

图 16　腹腔镜下精索静脉结扎

若为两侧精索静脉曲张，用同法结扎另侧的精索静脉。剪断丝线并取出腹腔外，放出 CO_2，拔出套管。用美容缝线缝合切口，术毕。手术均顺利完成，手术时间 20 ～ 52 分钟，平均 28 分钟。

术后第 2 天即可下床活动、进食，术后 3 天出院，平均住院时间 5.2 天（4 ～ 6 天）。1 例出现阴囊气肿，经治疗后气肿消失，无明显出血，无腹腔脏器损伤及感染。随访 1 ～ 6 个月，19 例精索静脉曲张症状消失，6 例静脉团明显缩小，均未发现睾丸萎缩，21 例精液质量有明显改善。在 6 例已婚患者中，术后配偶受孕 2 例。

作者认为，应用两孔法腹腔镜手助丝线精索静脉高位结扎术治疗精索静脉曲张效果较好。其具有以下特点：

①通过摄像系统放大下操作，视野清晰，易于辨认精索静脉的走向及数目，不遗漏结扎精索静脉。

②结扎位置更高，效果更好。

③不需解剖提睾肌，避免精索外静脉、输精管动静脉损伤，利于术后侧支循环的建立及恢复。

④对于双侧精索静脉曲张、开放性手术后复发和有腹股沟区手术史者尤为适用。

⑤损伤少，痛苦小，康复快，住院时间短，术后不遗留明显的瘢痕，较美观。

⑥避免使用钛夹，无金属遗留。使用钛夹有可能引起夹闭不全、不牢，可引起松动、脱落甚至出血。

⑦有腹腔及盆腔手术史、呼吸循环系统有严重疾病、脐疝者为相对禁忌证。

（3）单孔法腹腔镜下精索静脉高位结扎术

郝春生等报道12例经脐单孔腹腔镜手术的患者。术前禁食，置胃管及膀胱引流管，以增加腹腔手术操作空间。仰卧位，全麻插管，头低足高 15°～20°。于脐部上纵行切开 10 mm 切口，切开皮下及腹膜，直视下置入 10 mm trocar，建立 CO_2 气腹，气腹压力 10～12 mmHg（1 mmHg = 0.133 kPa），进气量 3L/min。经脐部 trocar 置入单孔带操作孔道的直径 10 mm 腹腔镜，观察精索静脉有明显扩张，迂曲精索静脉表面颜色发暗提示静脉回流障碍。

精索血管束结扎：经操作孔道置入剪刀，距离内环口约 5 cm

处沿后腹膜表面剪开精索两侧的后腹膜约 2 cm，拔出剪刀再置入电钩进一步游离松解精索 2～3 cm 长度，经腹壁分次插入 2 根 2-0 带针丝线，由精索血管束底部穿过，在腹腔内单手操作打结，高位结扎精索静脉 2 条；如遇到其他部位（如患侧输精管周围）的曲张静脉也予以结扎。挤压阴囊部扩张的静脉团，在腹腔镜下观察，结扎的精索静脉部位无血液通过视为有效结扎，无须再切断结扎部位之间的精索血管。术中如果有明确的、易于游离的精索静脉，单纯结扎精索静脉，否则精索血管均可以采用集束结扎的方法。5-0 可吸收线逐层缝合脐部切口。术中无须使用超声刀及金属钛夹。

郝春生等报道的 12 例经脐单孔腹腔镜手术成功，未再增加 trocar。1 例右侧 I 度精索静脉曲张未同时手术。手术时间 25～35 分钟，平均 30 分钟，术中无明显出血。术后 12 小时内观察阴囊，曲张的静脉团块消失。无腹胀，1 例偶有轻度腹部切口疼痛，腹部不适 2 例，未治疗自行缓解。术后 2～3 天出院，切口为吸收线缝合不拆线。12 例术后随访 3～6 个月，左侧阴囊部位的静脉团块消失，阴囊下坠感及下腹部不适症状消失；患侧睾丸无萎缩，阴囊无鞘膜积液，脐部切口愈合好，无脐疝发生，脐部未见明显手术瘢痕。

腹腔镜下精索静脉结扎术常见的有三孔法：经脐部、耻骨上及右下腹部麦氏点或经脐、脐下两侧近腋前线处；二孔法：经脐部、脐耻连线中点；单孔法：经脐耻连线中上 1/3 部位的 12 mm 切口、置单孔带操作孔道的腹腔镜手术，经脐周部位的弧形切口、脐部单孔三通道或四通道，手术切口均为 20 mm 且需要单孔腹腔镜多通道手术器械。

以上手术方法，术后在腹部及脐周部位均会留下大小不等的瘢痕。采用单孔带操作孔道的腹腔镜，经脐部瘢痕纵切开 10 mm 小切口，置入单一的操作器械在腹腔内游离松解精索血管束，经腹壁穿线、腹腔内单手操作打结来完成结扎精索血管，术后仅 1 个 10 mm 的脐部小切口，因脐部本身为瘢痕皱褶组织，脐部切口愈合后外观无可见瘢痕。本方法适用于所有的精索静脉曲张患者，如果患者有腹腔或后腹腔手术史，粘连较重，为患者安全不建议使用本方法。

经脐部单孔带操作孔道的腹腔镜治疗精索静脉曲张要求术者有较高的腹腔镜操作技巧，能够熟练操作腹腔镜，这样可以在术中操作角度很小的情况下完成手术操作。从治疗精索静脉曲张的学习曲线规律上看，先掌握三孔常规腹腔镜手术操作，然后再掌握二孔腹腔镜手术操作，最后过渡到单孔道的腹腔镜手术，临床经验表明，这个过程对于保障患者的安全至关重要。好的通道套管及正确的置入技术是单孔腹腔镜手术成功的关键之一。

（4）几种常见的单孔多通道套管

① Uni-X Port：整个 Uni-X 系统由一个直径约 20 mm 的倒锥

形外鞘加上 3 个独立且灵活的 5 mm 通道组成，通道用来放置所需要的器械和腔镜，另还包括一个进气通道。本系统采用 Hasson 开放法安装，切口长度为 15 ～ 35 mm，可插入 1 个 5 mm 和 2 个 2.5 mm 的器械。通过缝合将其与筋膜层固定，橡胶活瓣可防止气体漏出。

② R-Port：R-Port（又称 Tri Port）是目前应用最广的通道套管，现由 Olympus 公司负责市场推广。 Tri Port 有三个通道，其中 2 个 5 mm 通道和 1 个 12 mm 通道，每个通道上都覆有弹性凝胶以维持气腹的密封，可通过独立支点允许器械顺利插入，并有一个独立的进气通道。最多可允许同时置入三种器械。它由三部分组成：第一部分为由内外环构成的牵引器和可伸缩的塑料袖套，拉动袖套，引起内外环相对运动，达到一定程度后可与腹壁固定牢固且不易漏气；第二部分为通道盖，可将外环固定于外界；第三部分为引导器，用于引导内环和袖套置入腹腔。

③ Gel Port：Gel Port 系统确定了套管的位置，该位置同样也是器械的运动支点，可使用多个不同型号（5 mm、10 mm、12 mm）的套管通过该平台进入腹腔。近年来，Gel Port 系统配合常规腹腔镜手术器械已成功应用于肾切除术等，且能在术中取出较大标本。

④ Endocone：Endocone 是单孔腹腔镜的刚性入路套管，该套管呈沙漏形，底端呈螺旋状，外端外盖可拆卸，其上有 8 个工

作通道。其中外周 6 个 5 mm 通道，中间各 1 个 12 mm 通道和 1 个 15 mm 通道（或两个 12 mm 通道）。另有 1 个进气通道，所有通道均有防漏气装置。整个套管采用特殊的方式固定，当需从腹内取出大的标本时可方便地拆卸外盖，利于大标本的取出。治疗肾癌是一种安全、可行的外科术式，且具有极好的美容效果。

⑤ Xcone-Port：该产品将刚性内通道与柔性外鞘相结合，并可重复使用。该套管内通道呈可拼接的刚性锥形，外鞘为可拆卸弹性套管，其上有 4 个工作通道。各通道呈阶梯状分布，另有 1 个进气通道，所有通道均有防漏气装置。使用前做 1 个 15 ～ 20 mm 切口，缝线固定筋膜，然后分别置入 Xcone 内通道，套上外鞘，置入腹腔镜器械，余操作基本同 Endocone。

⑥ SILS-Port：SILS（single-incision laparoscopic surgery）系统由经美国食品药品管理局批准的 SILS 入路套管和一系列柔性关节器械组成，包括分离钳、持针器等。它是种聚合物平台，其通道与 Tri Port 基本相同，其中 2 个 5 mm 通道和 1 个 12 mm 通道，同样也有一个单独的进气通道。另有 Airseal，OCTD Port、Novare 系统及 spider 系统等，其原理大多相似。

单孔腹腔镜手术通道套管简单实用，各具优缺点，但价格昂贵，一般在 5000 ～ 8000 元，且使用寿命较短，多为一次性，而且规格不一，限制了临床大规模应用，故多数医院采用自制套管方法行单孔腹腔镜手术。

采用自制套管方法简单可行，可先尝试应用于一些简单泌尿外科手术，无论是何种套管，其主要目的在于以最微创的方式完成手术，因此可联合使用多种手段来解决实际问题，以便在最节约且操作方便的前提下大力开展单孔腹腔镜手术。

（5）理想的单孔腹腔镜手术入路通道套管应该能够满足以下几个条件

①直径小，为了能在术后呈现"无瘢痕"的美容效果，切口直径一般 ≤ 3 cm。

②多通道，术中需同时放置腔镜和多个腹腔镜器械，这便要求套管至少能提供 3 个工作通道，对于一些复杂的手术可能需要使用超大号 Hem-o-lok，最好能提供一个大口径的工作通道。

③安全可靠，在使用过程中不易对腹腔脏器造成误损。操作简单，一种好的器械应该是方便术者操作，尽量缩短手术时间。

④气密性好，套管本身最好能与腹壁紧密接触，腔内的部分应与腹膜能紧密接触，且 CO_2 不会通过切口泄漏出来或在皮下弥散形成皮下气肿。工作通道能够允许器械自由进出，同时具有良好的气体密封性。

⑤固定牢，套管通过皮肤切口进入腹腔，在手术过程中由于器械的频繁进出及套管移动，套管必须能牢靠的固定于腹壁，否则套管掉入腹腔内或脱出于皮肤切口，这都会对手术造成很多不便。

　　由于单孔腹腔镜技术应用早期，多数商业化的单孔多通道套管未正式进入中国市场，国内学者主要通过单切口多套管布置和自制单孔多通道套管两种方式来解决。单切口多套管布置是通过单个体表穿刺通道置入多个套管。学者们进行了不同的改良以解决漏气和稳定性差的问题，包括不完全切开肌层（保留套管之间的肌层）、套管之间用医用橡胶手套固定或利用橡胶底板固定、贴膜封闭等。有人统计，采用单孔腹腔镜技术手术的比例，精索静脉曲张结扎术占 72.4%（435/601）。

　　有关专业人员已经建立动物手术模型与专项手术培训相结合、标准腹腔镜技术与单孔腹腔镜技术相结合的交叉培训方法，以及循序渐进的培养方式，使学员由多孔腹腔镜技术过渡到高难度、复杂的单孔腹腔镜手术。孙义新等研制了数字化单孔腹腔镜模拟操作系统，以建立高效的教学体系。孙颖浩等建立了国际上首套泌尿外科单孔腹腔镜整体式阶梯形培训教程。他认为，从临床报道病例数分析，精索静脉曲张结扎术、肾囊肿去顶减压术和肾上腺切除术可能是较好的临床适应证，但进一步有关疗效收益和风险比分析等，需要更多优化设计的前瞻性多中心研究。

　　总体而言，近年来单孔腹腔镜技术在我国泌尿外科手术中得到了广泛的应用与普及，在器械和技术改进上进行了一定的自主创新，在整体技术上体现了我国泌尿外科医生的手术习惯和特点。但目前由于技术经验不足和器械设备缺乏等原因，仍以非复杂重建手术治疗泌尿系良性病变作为我国单孔腹腔镜手术的主要适应证。

机器人辅助腹腔镜技术以其灵活的腔内操作和高清三维视野大大提高了复杂重建手术的安全性和临床疗效,被认为是单孔腹腔镜手术的发展方向。

38. 机器人辅助精索静脉曲张结扎术

随着外科技术的发展,机器人辅助手术在男性生殖显微外科中的应用越来越广泛。机器人手术具有放大高清的 3D 视野、超越人手的操作角度、专用的精细操作器械等优点,因而利用机器人辅助手术具有术后并发症少、住院时间短及恢复快等优势,对微创手术发挥着积极的推动作用。目前,在男科领域,已开展机器人辅助显微输精管再通术、机器人辅助显微取精术、机器人辅助显微精索去神经术等手术和机器人辅助精索静脉曲张结扎术(robotic-assisted microsurgical varicocelectomy,RAVx)等。

精索静脉曲张是临床常见导致不育的疾病,伴同侧睾丸生长发育障碍、疼痛和不适,成年男性患者精液异常的发生率比健康人群高 2 倍。目前常见的手术治疗方式包括高位结扎术、经腹股沟及腹股沟外环下显微外科手术、腹腔镜手术。精索静脉曲张显微手术可准确鉴别、有效保护睾丸动脉及淋巴管,降低睾丸萎缩及术后鞘膜积液发生率;能够辨别细小静脉并加以结扎,有效降低复发率。根据 Meta 分析报道，腹股沟外环下显微外科手术具有更高的术后妊娠率，更低的复发率及更少的术后并发症发生率。

机器人辅助精索静脉曲张结扎术，手术安全、顺利，术后患者恢复良好，但费用较高。Mechlin 等发现，机器人辅助精索静脉曲张结扎术与常规显微精索静脉结扎术的手术时间比较无明显差异，但随着例数的增加，机器人辅助精索静脉曲张结扎术存在明显的学习曲线下降。Gudeloglu 等报道了 238 例机器人辅助精索静脉曲张结扎术，66.0% 的少精子症患者术后精子数量、活动度明显增高，28.0% 的无精子症患者术后精液中出现少量精子，92.0% 的患者术后睾丸疼痛评分下降。手术操作要点：①患者平卧位，机器人位于患者一侧，与手术床成 90°，镜头臂置于阴囊上方，2 号臂为黑钻石显微持针器，3 号臂为单级弯剪，4 号臂为马里兰双极电凝钳。②小心分离精索内血管，8-0 尼龙线逐一结扎精索内静脉，仔细辨认精索内动脉，保留动脉及淋巴管。

20 世纪以来，随着达·芬奇手术机器人系统普及，机器人辅助手术在前列腺癌根治术、肾部分切除术和肾盂成形术等泌尿系腔镜手术中得到广泛应用。由于机器人具有放大高清的 3D 视野、超越人手的操作角度、专用的精细操作器械，机器人辅助手术具有住院时间短及恢复快等优势。应用机器人辅助男性生殖显微手术，如机器人辅助输精管再通术、输精管-附睾吻合术、睾丸取精术、精索静脉曲张结扎术和精索去神经术等新技术在逐渐开展。

39. 机器人辅助显微精索去神经术

（1）机器人辅助显微精索去神经术（robotic-assisted micr-osurgical denervation of the spermatic cord，RAMDSC）的适应证与疗效

慢性睾丸痛（chronic orchialgia，CO）是指 3 个月以上的间歇性或持续性睾丸疼痛，可由睾丸相关疾病、牵涉痛或特发性等方面病因引起。输精管结扎及腹股沟疝修补术后慢性睾丸痛的发生率分别为 33.0% 及 43.0%。慢性睾丸痛患者首选保守治疗，当无效时才考虑机器人辅助显微精索去神经术治疗。

若慢性睾丸痛继发于输精管结扎术、鞘膜积液和精索静脉曲张等疾病，应给予相应手术治疗。特发性慢性睾丸痛保守治疗后仍无缓解，可尝试显微精索去神经术（microsurgical denervation of the spermatic cord，MDSC）。

显微精索去神经术通过切断髂腹股沟神经和精索内相关神经来阻断睾丸疼痛信号的传导，慢性睾丸痛缓解率达 80.0%。机器人辅助下显微精索去神经术与传统显微精索去神经术比较，手术效果相似。根据文献报道，72.0% 的患者接受机器人辅助下显微精索去神经术后，慢性睾丸痛完全缓解。另一项研究在机器人辅助下显微精索去神经术手术前后对患者进行视觉模拟评分（visual analogue scale，VAS），结果表明 50.0% 的患者疼痛完全缓解，34.0% 的患者疼痛缓解 50.0% 以上。

（2）机器人辅助下显微精索去神经术手术操作要点

①患者平卧位，机器人位于患者一侧，与手术床呈 90°，镜头臂置于阴囊上方，2 号臂为黑钻石显微持针器，3 号臂为单级弯剪，4 号臂为马里兰双极电凝钳。

②切断并结扎所有静脉，提睾肌肌群和精索内筋膜（尽可能切除伴行神经），最后仅保留睾丸动脉、提睾肌动脉及输精管动脉、输精管和 2～3 条淋巴管。

40. 传统的精索静脉结扎术

精索静脉结扎术的入路有三个基本途径：一是经髂窝途径（经腹膜后）；二是经腹股沟途径；三是经阴囊途径。不少学者提出，精索静脉尽量采用高位结扎，术后复发率低。

（1）经髂窝途径

①术前准备：术前用肥皂水洗涤外阴，备皮。

②麻醉及体位：局部麻醉或硬膜外麻醉，平卧位。

③手术步骤：

a. 于腹股沟韧带中点上方 3 cm 处向外，做 3～6 cm 长的平行于腹股沟韧带的切口。顺腹外斜肌走向剪开腹外斜肌腱膜，钝性分离腹内斜肌及腹横肌，切开腹横筋膜，将腹膜反折向上推开（图 17，图 18）。

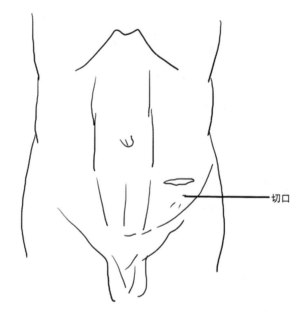

切口

图 17　切口位置

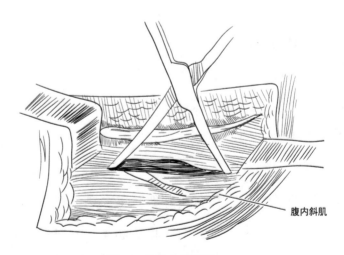

腹内斜肌

图 18　钝性分离肌层

b. 用拉钩牵开创缘，即可显露位于髂窝部腹膜外的精索内血管。输精管与精索内血管在内环处并行，离开内环后输精管走向内侧，而精索内血管转向后上方，要防止误扎输精管。

精索内血管被一层疏松的结缔组织包绕，其内有 1 条精索动脉（即睾丸动脉），精索静脉通常有 1～2 条。分离出精索静脉，并将其结扎并切断（图 19 至图 21）。

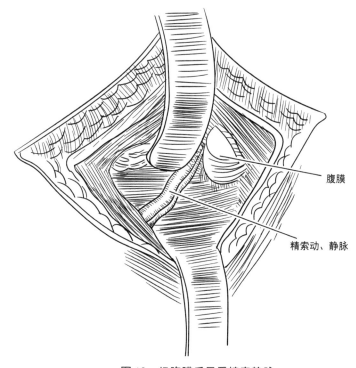

腹膜

精索动、静脉

图 19 经腹膜后显露精索静脉

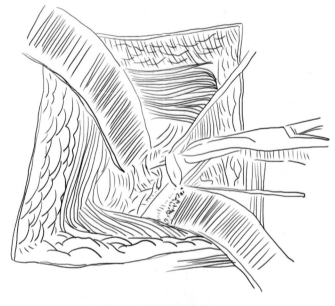

图 20　结扎精索静脉

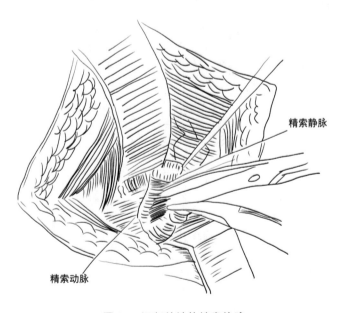

图 21　切断并结扎精索静脉

精索动脉最好予以保留。睾丸血液由睾丸动脉、输精管动脉和提睾肌动脉所供应，有丰富的吻合支，万一切断精索动脉后，也不一定都会发生睾丸萎缩。

c.缝合腹壁切口，不需放置引流物。

术后处理：术后早期需托起阴囊，有利于阴囊内曲张静脉消失。

（2）经腹股沟途径

①术前准备：术前用肥皂水洗涤外阴，备皮。

②麻醉及体位：局部麻醉或硬膜外麻醉，平卧位。

③手术步骤：

自耻骨联合上两横指宽处做腹股沟斜切口长4～6cm，切口远端达外环下方。沿腹外斜肌走向切开腹外斜肌腱膜，注意避免损伤髂腹下神经及髂腹股沟神经。平行腹股沟方向切开提睾肌、游离曲张之精索静脉丛，小心留下与其伴行的输精管及动脉（图22至图24）。

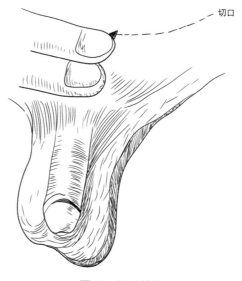

图22 切口位置

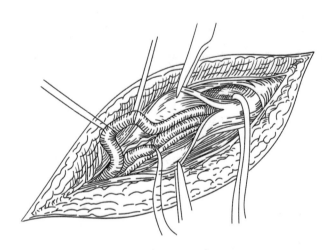

图 23　经腹股沟途径显露精索静脉

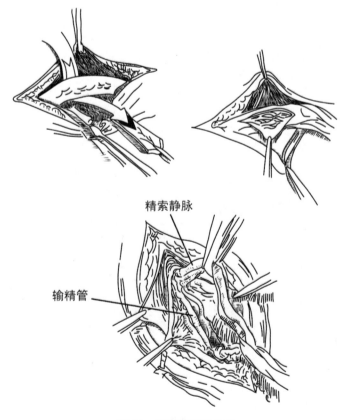

图 24　游离精索静脉丛

　　腹股沟管部位的精索静脉曲张程度较阴囊部位的稍轻。将静脉游离约 4 cm 长，用丝线做双重结扎并于其间切断静脉。把两断端重叠结扎后，将结扎线两端各穿上圆针，将其分别从深面穿出腹内斜肌，结扎此缝线，将精索内静脉向上牵引（图 25 至图 27）。

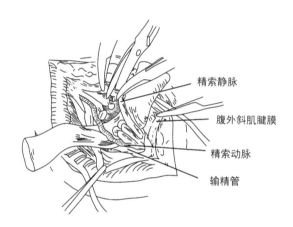

图 25　经腹股沟途径结扎并切断精索静脉

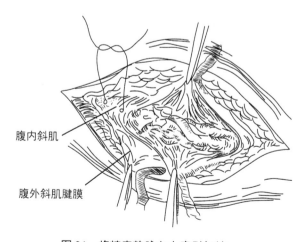

图 26　将精索静脉向上牵引打结

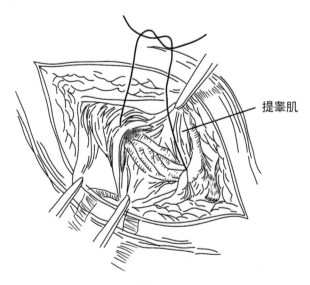

提睾肌

图 27　缝合提睾肌

若合并腹股沟斜疝或睾丸鞘膜积液者，可同期手术。横行缝合提睾肌切口。缝合腹外斜肌腱膜，外环处仅容小指通过。然后缝合皮肤切口。

④术后处理：术后早期需托起阴囊。

（3）经阴囊途径

最初行精索静脉曲张手术时，有人报道经阴囊途径切除曲张之精索静脉，但目前几乎不用这种入路的手术方法。这是因为阴囊部位曲张之静脉分支太多，容易漏扎静脉分支，易损伤睾丸动脉、输精管动脉和提睾肌动脉。目前主张尽可能高位结扎睾丸静脉（精索静脉）。

41. 精索静脉介入栓塞术

1978 年 Lina 首先报道用导管经静脉治疗精索静脉曲张。近年来有使用硬化剂、弹簧钢丝袢、脱落气囊及压缩 valon 作为栓塞物的报道。常用的硬化剂为 5% 的鱼肝油酸钠、明胶海绵。

常用的钢丝袢有三种：第一种最初是由 Gianturco 等在 1975 年设计用长金属导引针芯，为直径 0.9 352 mm 的不锈钢丝，有长约 5 cm 一段卷曲。栓塞时将钢丝袢送入 F6.5 导管内，再换直径 0.9 652 mm 的导线将其送出导管；第二种为 5 cm 长、直径 0.5 334 mm 的不锈钢导线，两端附有 3 mm 长、直径 0.8 128 mm 的导线，用时需用 F5 导管，用于栓塞曲张的小血管；第三种为最近的新产钢丝袢可用于 F5 或 F3 的血管造影导管。它是长 5 cm、直径 0.7 112 mm 的导线，头部有 3 mm 长，直径 0.8 128 mm 的导线并附有 4 cm 长的一束涤纶丝，外边有一金属外套。钢丝袢的直径有 3 mm、8 mm、5 mm 三种。用时将其外套插入导管尾部，用直径 0.8 89 mm 导线即可送入。

（1）精索静脉栓塞的方法

局部麻醉下按 Seldinger's 法做静脉选择性插管至主干精索静脉，先行造影观察精索内静脉曲张的程度及有无侧支血管。根据具体情况选择不同栓塞物，经导管注入精索静脉内，20 分钟后再次注造影剂证实血管已栓塞即可拔管。

左侧精索静脉栓塞的成功率为 80% ～ 95%。栓塞精索静脉最常选用的途径是经股静脉→腔静脉→肾静脉→精索静脉。右侧的精索静脉栓塞成功率为63%。Morcry等发现，经过颈静脉插管成功率可达89%，因为腔静脉在右精索静脉上方，易于插入。

如做颈静脉插管时为防止导管在右心房内盘曲，须用导线先进入下腔静脉将导管带入下腔静脉后，再于右肾静脉开口附近的前侧壁找到右精索静脉的开口。但有人认为，经股静脉栓塞右侧精索静脉的成功率也可达85%～89%。

（2）精索静脉栓塞术后并发症

①疼痛：多数患者在注射栓塞剂时感到患侧腰部及阴囊处疼痛，均可耐受，一般在2～3天后症状消失。

②发热：多数患者栓塞术后有低热，少数在39℃左右，3日内可消退。

③精索炎：少患者栓塞术后出现患侧精索增粗、肿痛。透视发现阴囊血管内有少许栓塞剂。一般于术后1个月左右可好转。

④有伤及股动脉引起大出血的报道。

精索静脉栓塞术总的并发症发生率为11%。

（3）精索静脉栓塞术与精索静脉结扎术疗效比较

精索静脉栓塞术治疗精索静脉曲张成功率为95%，栓塞后复发率为5%；而高位结扎精索静脉术后成功率为80%～100%，术后复发率为0～20%。

对早期精索静脉曲张及栓塞术失败者，行精索静脉结扎术。

但精索静脉结扎术容易出现漏扎精索静脉，术后复发率高等缺点。随着栓塞剂及栓塞技术的改进，经皮精索静脉栓塞术将成为治疗精索静脉曲张有效方法之一，尤其是精索静脉结扎术后复发的病例，尽可能应用精索静脉栓塞法治疗。

精索静脉介入栓塞术的方法需借助介入放射医学，使用精索静脉栓塞或注入硬化剂等方法阻塞精索内静脉，从而阻断精索静脉的反流。手术通常在局麻下穿刺右侧股静脉，导丝引导，经由右侧股静脉、髂外静脉、下腔静脉、右侧精索静脉（或左肾静脉）到达左侧精索静脉，造影明确位置后注入泡沫硬化剂及弹簧螺栓行栓塞治疗。介入栓塞术仅需局部麻醉，手术疼痛小，运用血管解剖通道避免了开放或腹腔镜等侵入性手术，术后恢复快，并发症明显减少。但是介入栓塞术一次性成功率仅有 60%～ 70%，有 30%～ 40%的患者需进行第二次栓塞术或其他手术方式。而且栓子位置相对不稳定，剧烈运动或打喷嚏等腹压急剧升高时，有栓子脱落的风险。

精索静脉栓塞术的优点主要是能集诊断、治疗于一体，能清楚观察到精索静脉血液反流，不会误伤精索动脉，且无手术切口，患者疼痛少，可以门诊局麻下进行，但缺点是 X 射线暴露、损伤大静脉、栓塞剂误栓、造影剂过敏、栓塞物移位等潜在风险。

荟萃分析后发现，该术式术后自然致孕率、复发率与腹膜后精索内静脉高位结扎术比较没有优势，所以精索静脉栓塞术也不宜作为精索静脉曲张的常规治疗方式。

42. 精索静脉结扎加分流术

（1）精索静脉结扎加腹壁下静脉分流术

①术前准备：备皮，用肥皂水洗涤外阴；麻醉，连续硬膜外麻醉；体位，平卧位。

②手术步骤：取腹股沟斜切口长 5～6 cm，上端达内环口，沿腹外斜肌走向切开腹外斜肌腱膜，注意保护髂腹下神经和髂腹股沟神经；平行于腹股沟管方向切开提睾肌，游离曲张之精索静脉丛，常规结扎曲张精索静脉，留 1 支精索静脉待用；分离出腹壁下静脉，并结扎其远端，近端与留用的精索静脉远端行端－端吻合；显微外科规定直径 3 mm 以下的血管吻合时应在显微镜下操作。在吻合过程中，不断用 0.5% 普鲁卡因肝素液冲洗；确定吻合血管通畅，无扭曲后，逐层缝合切口。

③术后处理：术后早期应托高阴囊；适当选用阿司匹林等扩张血管抗凝药物 3～5 天。

④精索静脉压力的改变：精索静脉直径 2.0～4.5 mm，平均 3～3.5 mm。腹壁下静脉直径 2.1～4.0 mm，平均 3.0 mm。两者相吻合并不困难。手术中采用测压装置测量精索静脉压力，结扎前平均压力为 13.4～14.32 cmH_2O。结扎后为 8.99～11.3 cmH_2O，下降

$2.1 \sim 3.41$ cmH$_2$O。这一现象符合精索静脉曲张发病机理和精索静脉反流学说。有人报道,精索静脉与腹壁下静脉分流术后,精索静脉压力会继续下降,平均为 8.9 cmH$_2$O。因此,术后阴囊内曲张静脉可立即消失。

(2)精索静脉结扎加旋髂浅静脉分流术

①术前准备、麻醉及体位:同精索静脉结扎加腹壁下静脉分流术。

②手术步骤:取腹股沟斜切口长 $5.0 \sim 6.0$ cm;在皮下组织中游离出旋髂浅静脉,直径 $1.2 \sim 2.0$ mm,近心端结扎,远心端备用;小心分离出全部精索静脉,留 1 支外观形态正常,直径 2.0 mm 以下的精索静脉备用,其余精索静脉常规结扎、切断,注意保护输精管及动脉;将旋髂浅静脉远心端与留用的 1 支精索静脉远心端行端 – 端吻合。吻合后在显微镜下进行,吻合中边用肝素、普鲁卡因、盐水液冲洗;缝合腹外斜肌膜时,注意保护吻合后的旋髂浅静脉,必要时将腹外斜肌腱膜剪一小孔,将其放入,缝合皮肤。

③术后处理:术后早期可托高阴囊。可以服用阿司匹林 $3 \sim 5$ 天。

④精索静脉压力改变:精索静脉与旋髂浅静脉吻合前平均压力为 14 cmH$_2$O。吻合后静脉压力平均 10.5 cmH$_2$O,下降 3.5 cmH$_2$O。

旋髂浅静脉位于皮下，1～3支不等，寻找容易，走行几乎垂直于精索静脉分支，手术选择有较多的灵活性，万一手术失败可改用腹壁浅静脉。此术式血管吻合技术要求较高。

（3）精索静脉结扎加髂外静脉分流术

①术前准备、麻醉及体位：同精索静脉结扎加腹壁下静脉分流术。

②手术步骤：取患侧下腹部低位麦氏切口，为使切口充分暴露，可将腹直肌前鞘横向剪开，推开盆侧腹膜显露髂外静脉及腹膜后精索内静脉；将精索静脉和髂外静脉分别游离3～4 cm，将精索静脉在髂血管附近结扎近心端，其远心端与髂外静脉前壁直接行端侧吻合，吻合过程中用肝素盐水冲洗；缝合伤口。

③精索静脉压力改变：在髂血管附近精索静脉直径平均3.0～3.5 mm。术前测量精索内静脉平均压力16.4 cmH$_2$O，髂外静脉平均压力5.5 cmH$_2$O，两者间压力差为10.9 cmH$_2$O。从压力差方面讲优于其他精索静脉分流术。但此术式操作较为复杂，对组织损伤较大。

（4）精索静脉与大隐静脉分流术

1983年江鱼报道应用精索静脉与大隐静脉吻合术治疗精素的曲张不育症23例，收到满意效果。水中测量精索内静脉压力为9.5～12.5 cmH$_2$O，分流术后测压力平均值10.3 cmH$_2$O。由于此术式要舍弃一侧大隐静脉，手术较为复杂，临床极少应用。

（5）精索静脉与腹壁浅静脉分流术

陈德理等报道，精索静脉高位结扎加腹壁浅静脉分流术治疗精索静脉曲张 50 例。手术后精索静脉压力可降低 2.0 ～ 5.0 cmH$_2$0。分流术后即有 60% 的患者精索静脉曲张消失，其余 40% 的体征明显减轻，阴囊曲张静脉在 2 日内全部消失。

一些学者报道应用大隐静脉属支深组静脉分支（如旋髂深静脉等）与睾丸静脉分流，同样收到满意效果。

43. 精索静脉曲张不同术式疗效比较

俞能旺等对治疗精索静脉曲张不同术式的疗效进行荟萃分析。应用计算机检索 Medline 发表在 SCI 期刊的手术治疗精索静脉曲张的相关文献，共 35 篇文献 4555 例患者资料纳入分析，对精索静脉曲张术后自然致孕率、复发率、睾丸鞘膜积液发生率进行合并数据荟萃分析（表 8 至表 10）。

显微镜下外环口下精索静脉结扎术和显微镜下腹股沟管精索静脉结扎术在术后自然致孕率、复发率、睾丸鞘膜积液发生率等各项指标上显著优于其他几种术式，组间比较差异有统计学意义（$P < 0.05$）。显微镜下外环口下精索静脉结扎术后复发率低于显微镜下腹股沟管精索静脉结扎术，差异有统计学意义（$P < 0.05$）。显微镜下外环口下精索静脉结扎术可作为治疗精索静脉曲张的"金标准"（表 11）。

表8 精索静脉曲张不同术式自然致孕率比较

术式	例数	自然致孕例数	自然致孕率%
腹膜后精索静脉结扎术	1178	444	37.7
腹腔镜下精索静脉结扎术	133	40	30.1
腹股沟管精索静脉结扎术	322	116	36.0
精索静脉栓塞术	503	167	33.2
显微腹股沟管精索静脉结扎术	1259	516	41.0
显微外环下精索静脉结扎术	1160	496	42.8

表9 精索静脉曲张不同术式复发率比较

术式	例数	复发例数	复发率%
腹膜后精索静脉结扎术	434	65	15.0
腹腔镜下精索静脉结扎术	93	4	4.3
腹股沟管精索静脉结扎术	608	16	2.6
精索静脉栓塞术	102	13	12.7
显微腹股沟管精索静脉结扎术	1427	16	1.1
显微外环下精索静脉结扎术	839	7	0.8

表 10　精索静脉曲张不同术式睾丸鞘膜积液发生率比较

术式	例数	睾丸鞘膜积液例数	发生率%
腹膜后精索静脉结扎术	241	19	8.2
腹腔镜下精索静脉结扎术	176	5	2.8
腹股沟管精索静脉结扎术	565	41	7.3
显微腹股沟管精索静脉结扎术	838	1	0.1
显微外环下精索静脉结扎术	1306	8	0.6

表 11　精索静脉曲张不同治疗手段效果比较

治疗	复发率（%）	并发症及发生率
顺行硬化治疗	9	睾丸萎缩，阴囊血肿，附睾炎，左侧阴囊皮肤红疹；并发症发生率 0.3%～2.2%
逆行硬化治疗	9.8	造影剂不良反应，腰痛，持续性静脉炎，血管穿孔
经阴囊途径	—	睾丸萎缩，睾丸动脉损伤及睾丸坏死，阴囊血肿，手术后阴囊淋巴积液
经腹股沟途径	13.3	漏扎属支
精索静脉高位结扎术	29	鞘膜积液发生率5%～10%
经腹股沟及腹股沟下显微精索静脉结扎术	0.8～4	手术后鞘膜积液、动脉损伤，阴囊血肿
腹腔镜精索静脉结扎术	3～7	睾丸静脉、淋巴管、肠内血管及神经损伤，肺动脉栓塞，腹膜炎，出血，手术后右肩痛（腹腔积气过程中膈肌牵拉），腹膜积气，伤口感染

44. 精索静脉曲张手术后复发的判定及处理

精索静脉曲张经过手术治疗后，少部分患者对治疗效果不满意，并伴有存在并发症及复发的可能，在其后续治疗的选择上比较棘手，需要认真判断，谨慎处理。尤其对手术后超声检查精索静脉曲张程度加重而未见反流的患者，需慎重再手术治疗，需要动态观察患者的病情变化，认真检查，寻找原因，细致分析，以明确诊断。如果选择再次手术治疗应该严格掌握适应证。

（1）精索静脉曲张术后复发的常见原因

精索静脉曲张手术的目的是阻断精索内静脉，但据报道精索外静脉可能存在 16% ～ 74% 的曲张静脉，而传统的腹膜后及腹腔镜手术无法处理精索外静脉及精索内静脉微小分支而容易导致手术后复发。精索静脉曲张手术后复发率为 0 ～ 35%。复发的原因主要还有：①伴随有侧支循环的精索静脉曲张及漏扎侧支静脉是原发性精索静脉曲张高位结扎术后复发的主要原因。精索静脉造影是目前诊断原发性精索静脉曲张及手术后复发的最可靠方法，尤其选择性精索内静脉造影效果最佳。所以，近年来许多学者提出，为了防止手术中漏扎精索静脉侧支血管要在手术中行精索静脉造影，以显示结扎后残留的侧支静脉，可以降低术后复发率。但是，由于操作复杂，临床医生很少应用。因此，手术前选择合适的手术方式尤为重要。②血管痉挛变细，造成术中遗漏。在手术过程中，医生对患者精索静脉的牵拉可能导致精索静脉血管痉挛变细，寻找困难，造成术中遗漏。因此，应该注意在剪开提睾肌筋膜时，先将输精管辨认并推开。暴露精索血管后，在无刺激的情况下，辨认位于精索后方的精索内静脉，也可以局部应用扩血管药物防止血管痉挛，避免因为辨认血管困难导致漏扎、误扎。确定精索内动脉后先将其分离、保护，再游离结扎每支精索静脉。③手术适应证与禁忌证掌握不严。精索静脉曲张高位结扎的禁忌证为腹腔感染和盆腔开放手术病史并有广泛粘连者，对继发性精索静脉曲张患者要查清原因，处理好原发病。对于严重精索静脉曲张及合并不育症、腹股沟疝、鞘膜积液的患者需要进行手术治疗。对于双侧精索静脉曲张患者应该同时行双侧手术，这一点往往被临床医生轻视，多认为双侧精索静脉曲张发病率并没有所报道的那么高，如果仅行单侧手术可能是造成手术后复发率高的主要原因之一。④术中没有准确结扎切断精索静脉。在提睾肌发达的患者偶有寻找精索静脉困难。由于腹壁下静脉与精索静脉曲张距离较近，在腹股沟管深处，腹壁下静脉经过精索静脉内侧，容易误扎腹壁下静脉。因此，对于年轻医生应该严格培训把关，认真掌握解剖结构基础及手术操作要点。⑤存在静脉阻塞性病变。精索静脉结扎后，如果下腔静脉、髂总静脉、髂内静脉、髂外静脉存在阻塞性病变，可以导致精索静脉曲张复发。精索静脉行程中与输精管静脉、精索外静脉、阴囊静脉、腹壁下浅静脉、腹壁下深静脉、阴部内静脉、阴部外静脉、旋髂浅静脉等有广泛的吻合支。这也是导致精索静脉曲张手术后复发的原因。

（2）精索静脉曲张手术后复发治疗原则

对复发性精索静脉曲张再手术要慎重。如患者有复发的临床症状和主诉，医生应该观察到有明确的复发体征和表现，行站立位阴囊内精索静脉检查、精液检查、阴囊超声检查等不难诊断，如条件允许，尽量行精索静脉造影，明确复发的原因。医生要明确精索静脉曲张术后复发的诊断标准，选择再次手术的指征应该严格掌握。对于难于判断的患者，建议观察等待并进行对症处理，指导患者提睾、减少腹压增高的行为方式、应用改善血液循环及抗氧化应激药物、配合局部物理疗法可以减轻患者的症状和不适。保守观察 6 个月后再进行综合判定是否需要再手术。

如果曾经行腹股沟区手术，再手术时尽量选择行经腹腔镜精索静脉高位结扎术。如果是双侧精索静脉曲张应该同期行双侧手术，减少术后复发的可能。如果手术医生的视力不能细致分辨精索内静脉分支，则需借助显微镜对患者进行手术，经腹股沟及腹股沟下显微精索静脉结扎手术，具有视野清楚、疗效好、复发率低、并发症少等优势。另外，精索静脉栓塞术治疗复发性精索静脉曲张优势明显。

45. 精索静脉曲张的药物治疗

（1）治疗精索静脉曲张的药物

目前治疗精索静脉曲张的西药种类主要包括抗氧化类药物、激素类药物、抗炎性反应药物。

研究发现，使用抗氧化剂复合物（L-肉碱、维生素 C、辅酶 Q10、维生素 E、维生素 B_2、维生素 B_{12}、锌、硒）治疗精索静脉曲张患者，可使精子总数量显著上升，且质量较差的精子数量减少。维生素 E 能显著上调精液中的抗氧化物（如 GSH-PX、SOD 等）；地塞米松能显著减少炎性反应依赖的氧化应激产物，如一氧化氮等。应用于临床治疗的激素主要有卵泡刺激素、氯米芬（拮抗雌激素受体）等。尽管以上药物常应用于临床，但是其药物的安全性、治疗的有效性仍需进一步研究。

叶纪伟等报道，迈之灵联合常规西药（枸橼酸氯米芬、左卡尼汀）治疗有助于改善精索静脉曲张患者睾丸动脉血流状态，调节精液相关分子含量，提高精液质量。田汝辉等研究显示，精索静脉显微结扎术联合七叶皂苷治疗精索静脉曲张相对于单纯手术更有优势。

（2）左卡尼汀（levocarnitine）

左卡尼汀是哺乳动物能量代谢中必需的一种天然物质，临床重点应用于防治左卡尼汀缺乏。随着左卡尼汀临床应用及研究的不断深入，左卡尼汀在提高精子活力、改善附睾功能、治疗男性不育方面的疗效和安全性得到了广大临床医生认可，已经成为目前治疗男性不育症的常用药物。

左卡尼汀在男性生殖中的作用有以下几点：

①在精子发生、成熟中的作用。精子最终在附睾中获得成熟。当精子从附睾头至附睾尾的移行过程中，精子开始具有运动能力，精子鞭毛运动的开始时间与附睾液中蓄积高浓度的游离左卡尼汀时间相平行。

②调节支持细胞功能。左卡尼汀可调节细胞脂肪、糖、蛋白质的代谢，直接影响睾丸精子的成熟。

③维护精子正常生理功能。精液中过多的活性氧（ROS）与精子活力降低、精子 DNA 损伤、精卵融合和受精能力下降等有关。左卡尼汀作为一种有效的抗氧化物质，可阻止活性氧的产生及清除活性氧，保护精子免遭氧化损伤。

研究对精索静脉曲张男性不育患者术后一周即应用左卡尼汀口服液 10 mL，每天 3 次，口服，疗程 3 个月，与对照组比较，前向运动精子及精子的活动率均有明显提高，可在临床推广使用。对精索静脉曲张引起的男性不育症患者，大多数学者建议先行精索静脉曲张手术治疗，术后 6 ~ 12 个月 30% ~ 60% 患者精液质量明显提高。

46. 中西医结合治疗精索静脉曲张合并不育症效果理想

（1）中医对精索静脉曲张的辨证分型

中医学没有精索静脉曲张病名的明确记载，根据其临床表现，将其归类于"筋瘤""筋疝"等范畴。"筋瘤"最早见于《素问》，元·张从正《儒门事亲》提及"筋疝"，并提出"疝本肝经益通勿塞论""少年得之，不计男子妇人皆无子"。中医学认为精索静脉曲张性不育症的主要病变在肝、脾、肾，病理性质为虚实夹杂。

中医多认为精索静脉曲张属于肾虚血瘀、瘀痰互结、湿热下注、肝寒气虚、湿热血瘀、寒凝血瘀等。其辨证分型各有不同，治疗因人而异。主要是对肾虚血瘀证的精索静脉曲张患者行中医治疗可以取得理想的效果。

尹霖等提出肝失疏泄、气滞血瘀是精索静脉曲张最关键的病机所在。余海保等提出精索静脉曲张发病病机为肾虚血瘀，并认为肾虚与血瘀互为因果。起家有等对精索静脉曲张进行辨证分型论治，对病机为脾虚肝郁、湿瘀互结的精索静脉曲张采用自拟通脉方治疗，对病机为脾气亏虚、湿邪阻滞的精索静脉曲张采用参苓白术散加减治疗。

（2）传统中医药治疗精索静脉曲张原则

中医有关精索静脉曲张发病机制的学说众多，崔云教授认为该症多因先天不足、肝肾亏虚、气血失和而血流不畅，络脉瘀血阻滞，致瘀血不去，新血不能布达，使睾丸失养，精液无所生而致不育。该观点得到业内学者广泛认可。因此，针对精索静脉曲张的辨证治疗主要是以调肝补肾，活血化瘀汤药为主。

活血化瘀药物能很好地改善局部微循环状况并一定程度上提升全身血管动力学的稳定性。丹参、川芎、莪术、当归、红花等药物均因良好的活血化瘀效果，在临床应用较多。

既往研究已证实中医药在防治精索静脉曲张性不育症中有较好疗效，张寄青对208例精索静脉曲张性不育症进行临床观察，发现中医中药治疗精索静脉曲张性不育症的前景可喜。徐吉祥运用加味桂枝茯苓丸治疗精索静脉曲张性不育症269例，治愈97例，总有效率86.25%。

中药提取成分同样可用于治疗不育症，陆遥等研究发现，丹参提取液在精液体外处理中，能有效地提高精子的活力，改善精子质量。蔡剑等研究发现，黄芪多糖可改善由精索静脉曲张引起的睾丸生精组织的病理损伤。

总之，精索静脉曲张目前的治疗方法众多，尽管很多方法已经常规应用于临床治疗，但针对性的选用适宜的治疗方案仍是一大难题。中药、西药尚无特异性的药物，中药有效成分的提取，针对精索静脉曲张形成机制的药物的研发任重而道远。

中医针灸等外治法治疗精索静脉曲张性不育症也有一定的疗

效，崔应东等研究推测针灸通过降低精索静脉曲张患者阴囊皮肤温度，抑制氧化应激过程，改善患者神经内分泌功能，从而对精索静脉曲张性不育症起到治疗作用。

张永臣教授治疗精索静脉曲张采用补益肝肾、行气活血的治则，提出龙虎交战针法结合刺络拔罐加脐疗的治法，临床取得显著效果。

（3）中西医结合治疗精索静脉曲张合并不育症效果理想

中医药治疗精索静脉曲张合并不育症患者，在改善精液质量和提高受孕率等方面各有优势。在精索静脉曲张手术后加用中药治疗，不仅发挥了手术解除局部病因和症状的优势，而且能充分发挥中药活血化瘀、补肾生精功能，改善局部和全身机能。促进机体尽快恢复，妊娠率最高达到 77.8%，明显优于单纯手术或中医治疗。突出显现中西医结合的优势。中医在消除精索静脉曲张病因方面不如手术治疗，精索静脉曲张存在持续性对睾丸生精功能的损害，所以主张精索静脉曲张合并不育症患者宜先行手术治疗，从而为睾丸功能恢复争取良机。

李诤等治疗 98 例精索静脉曲张合并不育症患者，先行腹膜后高位精索静脉结扎，术后随机分为治疗组和对照组。治疗组 50 例，服用活血生精汤：丹参 30 g，鸡血藤 15 g，王不留行、川牛膝、桃仁、红花、车前子、栀子、菟丝子各 10 g，紫石英 20 g，随症加减，每日 1 剂，24 剂为 1 个疗程。用药 2～3 个疗程。

对照组 48 例，口服枸橼酸氯来芬 50 mg，每日 1 次，绒毛膜促性腺激素 1000 U，肌肉注射，隔日 1 次，总量 1～2 万 U 为 1 疗程。结果：治疗组妊娠率 38.0%，总有效率 92.0%；对照组妊娠率 20.8%，总有效率 72.9%。治疗组显著优于对照组，差异有统计学意义（$P < 0.05$）。崔云将 103 例精索静脉曲张合并不育症患者分为 3 组：口服通精灵组（柴胡 10 g，煅龙骨、煅牡蛎、丹参各 30 g，红花、当归、五加皮、枸杞子、菟丝子、续断、炒蜂房各 10 g），随证加减，每日 1 剂，水煎服，3 个月为 1 疗程；手术组 30 例先行经腹股沟精索静脉结扎术；另外一组为手术加通精灵组，37 例患者手术后第 7 天开始口服中药通精灵方剂治疗，每日 1 剂，3 个月为 1 个疗程。

结果三组治疗后精子数量、活动率均有改善；妊娠率为通精灵组 30.56%，手术组 33.33%，手术加通精灵组 56.76%。

虽然中西医结合治疗精索静脉曲张合并不育症患者有较好疗效，但是目前并没有统一标准和共识。观察指标不全面、不科学，疗效标准存在争议。应该对精索静脉曲张合并不育症患者的发病机理和诊疗技术进行深入研究，尤其是免疫学方面的研究，要统一诊治标准。研发出更有效的中医药方剂和西药，造福患者。

（赵　鸿　张永青　整理）

参考文献

1. ELMER DEWITT M, GREENE D J, GILL B, et al.Isolated right varicocele and incidence of associated cancer.Urology, 2018, 117 (1)：82-85.

2. CHARLES R T, MARK W L, PHIL B. Immediate resolution of a grade 3 varicocele post artery embolisation (PAE) .Cardivascular and interventional radiology, 2017, 40 (9)：1481-1483.

3. J M DUBIN, A B GREER, T P KOHN, et al. Men with severe oligospermia appear to benefit from varicocele repair：a cost-effectiveness analysis of assisted reproductive technology.The Journal of urology, 2018, 200 (3)：484-484.

4. CHAN P, PAREKATTIL S J, GOLSTEIN W, et al.Pros and cons of robotic microsurgery as an appropriate approach to male reproductive surgery for vasectomy reversal and varicocele repair.Fertility and Sterility, 2018, 110 (5)：816-823.

5. CAYAN S, AKBAY E. Fate of recurrent or persistent varicocele in the era of assisted reproduction technology：microsurgical rado varicocelectomy versus observation.Urology, 2018, 117 (1)：64-69.

6. SAMANTA L, AGARWAL A, SWAIN N, et al.Proteomic signatures of sperm mitochondria in varicocele：clinical use as biomarkers of varicocele associated infertility. The Journal of Urology, 2018, 200 (2)：414-422.

7. STEPHENSON J D, OSHAUGHNESSY E J. Hypospermia and its relationship to varicocele and intrascrotal temperature.Fertil Steril, 1968, 19 (1)：110-117.

8. RANE A, KOMMU S, EDDY B, et al. Clinical evaluation of a novel lap-

aroseopic port（R-port）and evolution of the single laparoseopie port procedure（SLIPP）.

J Endouml，2007，21（Suppl 1）：A22-A23.

9. 孙颖浩，吴震杰. 泌尿外科单孔多通道腹腔镜技术在中国的应用与创新. 中华泌尿外科杂志，2012，33（10）：729-723.

10. 覃斌，李强辉，黄向华，等. 二孔法腹腔镜精索静脉高位结扎术治疗精索静脉曲张（附25例报告）. 中华内镜杂志，2006，12（8）：853-855.

11. RANE A，KOMMU S，EDDY B，et al. Clinical evaluation of a novel Laparoscopic port （R-port） and evolution of the single laparoscopic port procedure （SLIPP） . J Endourol，2007，21（Suppl 1）：A22-23.

12. 孙颖浩，王林辉，杨波，等. 经脐单孔多通道腹腔镜下肾切除三例. 中华外科杂志，2009，47：1709-1711.

13. 赵亮宇，国汝辉，黄煜华，等. 精索静脉曲张与精索脉管解剖的相关性. 中华医学杂志，2017，97（16）：1244-1248.

14. 张金可，邵为民，陈涤平，等. 显微镜下精索静脉结扎术治疗精索静脉曲张的应用解剖. 现代泌尿外科杂志，2018，23（9）：672-676.

15. 丁吉阳，蒋立城. 精索静脉曲张诊治的研究进展. 国际泌尿系统杂志，2018，38（3）：501-504.

16. LINDSAY T J，VITRIKASK R. Evaluation and treatment of infertility.Am Family Phys，2015，91（05）：308-314.

17. 彭靖，龙海，袁亦铭，等. 显微镜下和腹腔静下精索静脉结扎术的疗效比较. 北京大学学报：医学版，2014，46（04）：541-543.

18. LEE T H，JUNG J H，HONG Y K. Diagnosis and management of pediatric

and adolescent varicocele：a survey of pediatric urologists in Korea. Chonnam Med J，2016，52（3）：207-211.

19. 刘星辰，董治龙.青少年原发性精索静脉曲张诊治进展.中国男科学杂志，2016，30（6）：69-72.

20. 郝建伟，石红林，徐豪，等.显微镜下行左精索内 - 腹壁下静脉吻合术治疗左肾静脉压迫综合征并精索静脉曲张.中华显微外科杂志，2017，40（6）：600-602.

21. 王晓利，王璟琦，王东文.腹腔镜手术治疗精索静脉曲的进展.中华腔镜泌尿外科杂志（电子版），2018，12（2）：139-141.

22. 杨竣，余哲，王涛，等.机器人辅助显微手术在男科中的应用进展.临床外科杂志，2018，26（2）：145-147.

23. LURVEY R，DURBIN-JOHNSON B，KURZROCK E A. Adolescent varicocele：a large multicenter analysis of complications and recurrence in academic programs. J Pediatr Urol，2015，11（4）：186. e1-6.

24. 唐松喜，周辉良，丁一郎.腹股沟外环下切口显微精索静脉结扎术睾丸动脉系统的保护.临床泌尿外科杂志，2016，31（4）：311-313.

25. 杨彬，王浦，李宏军，等.腹腔镜下精索内脉管系统解剖结构特点研究.中华男科学杂志，2016，22（5）：406-410.

26. 郝春生，叶辉，李龙等.经脐单孔腹腔镜手术治疗青少年精索静脉曲张 12 例.中国微创外科杂志，2012，12（7）：653-6.

27. 欧阳松，王勤章，丁国富，等.不同单孔腹腔镜手术通道套管在泌尿外科中的应用.医学综述，2013，19（5）：887-888.

28. 丁强红，刘涛，何灼彬，等.腹腔镜下淋巴管保留在精索静脉高位结扎术中的应用.中华腔镜泌尿外科杂志（电子版），2014，8（6）：55-58.

29. 彭明栋，陈永生，陈云峰，等.经脐单切口腹腔镜下高位结扎术治疗精索静脉曲张.中华腔镜泌尿外科杂志（电子版），2010，4（6）：59-60.

30. 杨海超，许汉标，蒲小勇，等.充气腹悬吊式单孔腹腔镜集束结扎手术治疗精索静脉曲张.中华腔镜泌尿外科杂志（电子版），2014，8（6）：51-54.

31. D' ANDREA S, MICILLO A, BARBONETTI A, et al. Determination of spematic vein reflux after varieocele repair helps to define the efficacy of treatnent in improving sperm parameters of subfertile men. J Endocrinol Invest. 2017, 40（10）：1145-1153.

32. BADAR Z, RACHUN M, FAROOQ Z, et al. Variocele embolization following failure of varieocelecomy：a case series and review of literature. Ayub Med Coll Abbotabad, 2016, 28（4）：826-829.

33. GOLDSTEIN M I, GILBERT B R, DICKER A P, et al. Microsurgical inguinal varicocelectomy with delivery of the testis：an artery and lymphatie sparing technique. J Urol, 1992, 148（6）：1808-1811.

34.《精索静脉曲张诊断与治疗中国专家共识》编写组，中华医学会男科学分会.精索静脉曲张诊断与治疗中国专家共识.中华男科学杂志.2015（11）：1035-1042.

35. 文晓英，罗建辉.作战部队官兵精索静脉曲张高发的原因调查及相关分析.世界最新医学信息文摘，2017，17（20）：175-176.

36. 许水德，雷洪恩，崔万寿，等.精索静脉曲张临床诊疗进展.中国男科学杂志，2015，29（2）：55-57.

37. 宁亮，张亚妮，顾甜甜，等．显微精索静脉结扎手术的省时改进—显微结扎钉的应用．现代泌尿外科杂志，2016，21（9）：697-699.

38. 霍飞．部队官兵精索静脉曲张分析探讨．养生保健指南，2018，44：386.

39. 梁敬柱，王晗蔚．超声引导下髂腹下神经和髂腹股沟神经阻滞与腰硬联合麻醉用于成人精索静脉曲张手术的临床观察．黑龙江医学，2016，10：914-915.

40. 管日戬，王进，梁华庚，等．经外环下切口治疗复发性精索静脉曲张的临床效果观察．临床泌尿外科杂志，2016，31（10）：915-917.

41. 唐松喜，周辉良，丁一郎．腹股沟外环下切口显微精索静脉结扎术睾丸动脉系统的保护．临床泌尿外科杂志，2016，14：311-313.

42. 宋春生，陈志威，赵家有．《EAU 男性不育症指南（2017 年版）》精索静脉曲张性不育症解读．中国性科学，2017，26（6）：97-99.

43. 胡少军，李超．精索静脉曲张对精浆中 IL-6、INH-B 与 TGF-β D1 表达与精液质量的影响探讨．国际泌尿系统杂志．2018，38（2）：243-245.

44. 马宏，邓庶民，吴鹏杰，等．单孔腹腔镜与显微外科治疗精索静脉曲张的临床疗效与安全性比较．中国性科学，2018，27（5）：39-42.

45. 高攀，王志勇，赵新博，等．精索静脉曲张的治疗现状，医学信息，2018，31（20）：35-37.

46. 周晓皮，刘军明．左卡尼汀对精索静脉曲张男性不育患者术后精液参数影响分析，现代诊断与治疗，2018，29（15）：2483-2485.

47. MASSON，BRANNIGAN R E. The varicocele．Urol Clin North Am，2014，41（1）：129-134.

48. 朱少明，程帆．精索静脉曲张致男性不育的研究进展．疑难病杂志，2017，

16（6）：634-639.

49. SEPULVEDA L，COIMBRA D，LOURENO M，et al. Varicocele treatment In patients up to 35 years old：A multicentric retrospective study comparing 3 different techniques. Arch Esp Urol，2018，71（6）：543-548.

50. 俞能旺，沈戈桢，宋华等 . 治疗精索静脉曲张不同术式疗效的荟萃分析 . 中华泌尿外科杂志，2013，24（1）：45-48.

51. 朱少明，程帆 . 精索静脉曲张致男性不育的研究进展 . 疑难病杂志，2017，16（6）：634-639.

52. SEPULVEDA L，COIMBRA D，LOURENO M，et al. Varicocele treatment in patients up to 35 years old：A multi centric study comparing 3 different techniques. Arch Esp Urol，2018，71（6）：543-548.

53. KOLON F. Evaluation and managemen of the adolescent varicocele. J Urol，2015，194（5）：1194-1201.

54. BADER A，KHALID A，GUILA D，et al. Epidemiology of varicocele. Asian J Androl，2016（2）：179-182.

55. JUNGWIRTH A，GIWERCMAN A，TOURNAYE H A，et al. European association of urology guidelines on male infertility：the 2012 up-date. Eur Urol，2017，26（6）：97-101.

56. A L-KANDARI A M，KHUDAIR A，ARAFA A，et al. Microscopic subinguinal varicocelectomy in 100 consecutive cases：Spermatic cordvascular anatomy，recurrence and hydrocele outcome analysis. Arab J Urol，2018，16（1）：181-187.

57. HALPERN J，MITTAL S，PEREIRA K，et al. Percutaneous embolization of varicocele：technique，indications，relative contraindications，and complications. Asian J Androl，2016，18（2）：234-238.

58. 朱少明，程帆 . 精索静脉曲张致不育机制的研究进展 . 安徽医药，2017，21（11）：1945-1947.

59. 王万荣，谭艳，谢胜，等 . EAU、AUA-ASRM、中国精索静脉曲张诊疗指南解读 . 世界最新医学信息文摘，2015，15（50）：13-14，16.

60. 宁金卓，程帆，余伟民，等 . 精索静脉曲张与男性不育的研究进展 . 中国医药早报，2017，14（13）：38-41.

61. 张长城，周安方 . 精索静脉曲张不育的病机探讨 . 中国中医基础医学杂志，2004，10（11）：56-58.

62. 焦瑞宝，唐吉斌，姚余有 . 超重、肥胖与男性不育相关研究进展 . 实验与检验医学，2016，34（5）：598-560.

63. 阳军，黄备建 . 超声在精索静脉曲张诊断中研究进展 . 中国临床医学，2017，24（1）：145-147.

64. 唐松喜，周辉良，丁一郎 . 腹股沟外环下切口显微精索静脉结扎术睾丸动脉系统的保护 . 临床泌尿外科杂志，2016，31（4）：311-313.

65. 王万荣，谢胜，谭艳 . 外环下显微精索静脉结扎术手术体会 . 中国性科学，2018，27（4）：19-21.

66. 张志强，李鸣 . 显微镜下精索静脉曲张结扎术治疗进展 . 新疆医学，2017，47（7）：704-706.

67 赵亮宇，田汝辉，黄煜华，等 . 精索静脉曲张与精索脉管解剖的相关性 . 中华医学杂志，2017，97（16）：1244-1247.

68. NAJAN B B，INTRONA L，PADUCH D A. Improvements in patient report sexual function after microsurgicalvaricocelectomy. Urology，2016，90（16）：30194-30197.

69. ABDEL-AZIZ A S，MAAROUF A M，et al. Impact of varicocelectomy on premature ejaculation in varicocele patients. Andrologia，2015，47（3）：276-281.

70. MIRILAS P. Editorial comment to surgical comparison of subinguinal and high inguinal microsurgical varicocelectomy for adolescent varicocele. Int J Urol，2016，23（4）：342-343.

71. SHIRAISHI K，OKA S，MATSUYAMA H. Surgical comparison of subinguinal and high inguinal microsurgical varicocelectomy for adolescent varicocele. Int J Urol，2016，23（4）：338-342.

72. 杨晨. 彩色多普勒检测精索静脉曲张的最佳诊断位点探讨. 中国男科学杂志，2017，35（5）：15-18.

73. 仲云照，孙建国，王广基. 桂枝茯苓胶药理作用与临床应用研究进展. 中国中药杂志，2016，47（17）：3115-3119.

74. 王权胜，王悦良，唐振宇，等. 基于 Nrf2/ARE 通路的加味大黄蟅虫颗粒对精索静脉曲张模型大鼠的生精效应观察. 时珍国医国药，2017，28（7）：1596-1598.

75. 叶纪伟，沈远径. 返之灵联合常规药物治疗精索静脉曲张的临床研究. 中国药房，2017，28（26）：3663-3666.

76 刘星辰，胥芸芸，王芳. 青少年原发性精索静脉曲张诊治进展. 中国男科学杂志，2016，30（6）：69-71.

77. 廖森成，谢纯平，王君龙，等．精索静脉曲张患者睾丸微循环变化与血清抑制素 B 及精液质量的关系．实用医学杂志，2016，32（11）：1844-1846.

78. 童燕燕，刘巨方，崔贤炉，等．精索静脉曲张患者不同体位不同状态下精索静脉内径参数与精液检测结果的相关性分析．中华男科学杂志，2016，22（8）：710-714.

79. 马全福，曹建伟．精索静脉曲张与男性不育症．宁夏人民出版社，1996，3：1-68.

80. VASQUEZ F, SOLER C, CAMPS P, et al. Spermiogram and sperm head morphometry assessed by multivariate cluster analysis results during adolescence（12-18 years）and the effect of varicocele. Asian J Androl，2016，18（6）：824-830.

81. 李红军，李汉忠．男科学．北京大学医学出版社，2013，第 1 版译文，176-181.

82. 李荣达，王小玲，董莉．强直性脊柱炎并精索静脉曲张研究进展．国际免疫学杂志，2019，42（2）：214-217.

83. 赵永峰，王丹，田忠祥．浅谈螺旋 CT 在诊断胡桃夹征中的应用．中国医学计算机杂志，2018，24（1）：38-41.

84. 李春燕，黄仲奎，龙莉玲，等．胡桃夹综合征的 CT 诊断．实用放射医学杂志，2018，34（1）：51-53.

85. 刘双双．用彩色多普勒超声检查诊断小儿胡桃夹综合征的效果探析．当代医药论丛，2018，16（12）：45-46.

86 夏婷婷，陈瑛．彩超多胡桃夹综合征的诊断价值．临床医药文献杂志，

2018，5（96）：115-116.

87. 史建华. 腹腔镜下左肾静脉外支架治疗胡桃夹综合征的效果分析. 河南医学研究，2018，27（6）：1077-1078.

88 李宝钢，张崔斌，罗海林，等. 胡桃夹综合征的研究进展. 医药前沿，2018，8（6）：72-73.

89. ALSAKHAN B，ALRABEEAH K，DELOUYA G，et al. Elidemiology of varicocele. Asian J Androl，2016，18：179.

90. INCI U，YILDMAZ I. Assessment of serum asymmetric dimethyl larginine levels and left ventricular diastolic function in patients with ankylosing spondylitis. Int J Rheum Dis，2017，20（2）：238-244.

91. DANE JAOHNSON，JAY SANDLOW. Treatment of Varicoceles：techniques and outcomes. Fertility and sterility. 2017，108（3）：378-384.

92. RAUL I，CLAVIJO M D，ROBERT CARRASQUILLO M D，et al. Varicoceles：prevalence and pathogenesis in adult men. Fertility and Sterility. 2017，108（3）：364-369.

93. UNAL E. Thrombotic and nothrombotic types of intratesticular varicoceles：value of sonography for diagnosis. Journal of Ultrasound in medicine. 2017，36（11）：2355-2360.

94. CHIU H Y，WANG I F，HUNG W F，et al. Risk of varicoceles in patients with rheumatoidarthritis，ankylosing spondylitis，and psoriatic disease：a population based case control study. Scand J Rheumatol，2017，46（5）：411-413.

95. INCI U，YILDIZ A，BATMAZ I，et al. Assessment of serum asymmetric

dimethy larginine levels and left ventricular diastolic function in patients with ankylosing spondylitis. Int J Rheum Dis，2017，20（2）：238-244.

96. BRANNIGAN R E. Introduction：Varicoceles；a cintempoyary perspective. Urology，2018，199（6）：1381-1382.

97. THIRUMAVALAVAN N，SCOVELL JM，BALASUBRAMANIAN A，et al. The impact of microsurgical repair of subclinical and clinical varicoceles on total motile sperm count：is there a difference?Urology，2018，120（10）：109-113.

98. 梁国胜 . 彩色多普勒超声诊断精索静脉曲张的应用价值 . 临床研究，2018，26（1）：180-181.

99. 马全福，袁延年，罗莉，等 . 高原低氧应激对兔睾丸组织的损害 . 中华实验外科杂志，2009，26（11）：1523-15251.

100. 马全福，袁延年，张永青，等 . 高原低氧应激对兔肾脏和睾丸组织超微结构的影响 . 中华保健医学杂志，2009，11（6）：420-422.

101. 张登，李胜，白雪莲，等 . 显微镜下低位精索静脉结扎术治疗精索静脉曲张的临床研究 . 医药前沿，2018，8（34）：65-66.

102. 靳朝晖 . 经脐单孔三通道腹腔镜精索静脉高位结扎术对精索静脉曲张患者术后康复及敬业质量的影响 . 内蒙古医学杂志，2019，51（2）：201-203.

103. 杨林，介评 . Eur Urol：儿童及青少年精索静脉曲张的治疗——来自欧洲泌尿外科学会 / 欧洲小儿泌尿外科学会指南专家组的系统综述及 Mata 分析 . 现代泌尿外科杂志，2019，24（4）：314-315.

104. 刘子明，朱文平，黄定平，等 . 三种术式治疗精索静脉曲张的临床回顾性分析 . 微创泌尿外科杂志，2019，8（1）：36-39.

105. 杨诚，郭文彬，张万松，等. 4- 氨基丁酸转氨酶在精索静脉曲张大鼠睾丸中的表达及其意义. 中华实验外科杂志，2019，36（4）：702-705.

106. 梁雁，黄君. 精索静脉曲张超声诊断及分度标准研究进展. 中国医学影像技术，2019，35（4）：610-613.

107. 丁吉阳，蒋立城. 精索静脉曲张诊治的研究进展. 国际泌尿系统杂志，2018，38（3）：501-505.

108. 李荣达，王小玲，董莉. 强直性脊柱炎并精索静脉曲张研究进展. 国际免疫学杂志，2019，42（2）：214-217.

109. 马全福. 前列腺炎马全福 2019 观点. 北京：科学技术文献出版社，2019：50-80.

110 马全福，任和平，刘晋清. 阴囊超声诊断双侧精索静脉曲张症. 中华物理医学杂志，1988，10（3）：148-150.

111. 丁自海，马全福. 睾丸静脉与旋髂浅静脉吻合术的解剖及应用. 中国临床解剖学杂志，1990，8（2）：99-100.

112. 马全福，王庆德，袁延年，等. 腹腔镜二孔法行双侧精索静脉结扎术. 中华实验外科杂志，1994，11（1）：55-56.

113. 马全福，张银旭，郑静臣，等. 精索静脉高位结扎加旋髂浅静脉转流术治疗精索静脉曲张症. 临床泌尿外科杂志，1988，3（1）：24-26.

114. 马全福. 良性前列腺增生马全福 2019 观点. 北京：科学技术文献出版社，2019:006-011.

115. 马全福. 前列腺癌马全福 2020 观点. 北京：科学技术文献出版社，2019：1-12.

出版者后记
Postscript

科学技术文献出版社自 1973 年成立即开始出版医学图书，40余年来，医学图书的内容和出版形式都发生了很大变化，这些无一不与医学的发展和进步相关。《中国医学临床百家》从 2016 年策划至今，感谢 600 余位权威专家对每本书、每个细节的精雕细琢，现已出版作品近百种。2018 年，丛书全面展开学科总主编制，由各个学科权威专家指导本学科相关出版工作，我们以饱满的热情迎来了《中国医学临床百家》丛书各个分卷的诞生，也期待着《中国医学临床百家》丛书的出版工作更加科学与规范。

近几年，中国的临床医学有了很大的发展，在国际医学领域也开始崭露头角。以北京天坛医院牵头的 CHANCE 研究成果改写美国脑血管病二级预防指南为标志，中国一批临床专家的科研成果正在走向世界。但是，这些权威临床专家的科研成果多数首先发表在国外期刊上，之后才在国内期刊、会议中展现。如果出版专著，又为多人合著，专家个人的观点和成果精华被稀释。为改变这种零落的展现方式，作为科技部所属的唯一一家出版机构，我们有责任为中国的临床医生提供一个系统展示临床研究成果的舞台。为此，我们策划出版了这套高端医学专著——《中国医学临床百家》丛书。

"百家"既指临床各学科的权威专家，也取百家争鸣之义。

丛书中每一本书阐述一种疾病的最新研究成果及专家观点，按年度持续出版，强调医学知识的权威性和时效性，以期细致、连续、全面展示我国临床医学的发展历程。与其他医学专著相比，本丛书具有出版周期短、持续性强、主题突出、内容精练、阅读体验佳等特点。在图书出版的同时，同步通过万方数据库等互联网平台进入全国的医院，让各级临床医生和医学科研人员通过数据库检索到专家观点，并能迅速在临床实践中得以应用。

在与作者沟通过程中，他们对丛书出版的高度认可给了我们坚定的信心。北京协和医院邱贵兴院士说"这个项目是出版界的创新……项目持续开展下去，对促进中国临床学科的发展能起到很大作用"。中国人民解放军第二军医大学孙颖浩校长表示"我鼓励我国的泌尿外科医生把自己的创新成果和宝贵的经验传播给国内同行，我期待本丛书的出版"；北京大学第一医院霍勇教授认为"百家丛书很有意义"。我们感谢这么多临床专家积极参与本丛书的写作，他们在深夜里的奋笔，感动着我们，鼓舞着我们，这是对本丛书的巨大支持，也是对我们出版工作的肯定，我们由衷地感谢作者的支持与付出！

在传统媒体与新兴媒体相融合的今天，打造好这套在互联网时代出版与传播的高端医学专著，为临床科研成果的快速转化服务，为中国临床医学的创新及临床医生诊疗水平的提升服务，我们一直在努力！

科学技术文献出版社